AF591620

Extrait de l'Examinateur médical; sept. et octob. 1841.

DEUXIÈME MÉMOIRE

SUR

LA POSSIBILITÉ D'ÉTABLIR

UN ANUS ARTIFICIEL

DANS LES RÉGIONS LOMBAIRES

SANS OUVRIR LE PÉRITOINE,

PAR

J.-Z. AMUSSAT.

LU A L'ACADÉMIE ROYALE DE MÉDECINE LE 6 SEPTEMBRE 1841.

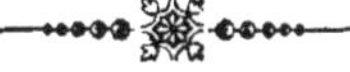

PARIS

GERMER-BAILLIÈRE, LIBRAIRE-ÉDITEUR,

RUE DE L'ÉCOLE-DE MÉDECINE, 17 BIS.

1841

DEUXIÈME MÉMOIRE

SUR LA POSSIBILITÉ

D'ÉTABLIR UN ANUS ARTIFICIEL

DANS LES RÉGIONS LOMBAIRES, SANS OUVRIR LE PÉRITOINE;

Par J. Z. AMUSSAT (1).

Depuis la communication que j'ai eu l'honneur de faire à l'Académie, le 1er octobre 1839, de mes deux premières opérations d'anus artificiels établis avec succès dans la région lombaire gauche, sans ouvrir le péritoine, j'ai eu l'occasion de pratiquer trois autres opérations de ce genre.

Je vais d'abord vous rendre compte brièvement des deux dernières, parce qu'elles ont un rapport direct avec les deux autres. Dans les deux nouvelles opérations, j'ai établi l'anus artificiel à la région lombaire droite, sur le colon ascendant, sans ouvrir le péritoine, tandis que, dans les deux premiers cas, j'ai pratiqué l'opération à la région lombaire gauche.

A la suite de ces deux faits, je donnerai la continuation des observations des deux premiers malades que j'ai opérés, et enfin, après avoir parlé d'une autre opération d'anus artificiel que j'ai été forcé de pratiquer par la méthode de Littre, je terminerai par quelques réflexions sur l'opération en général.

Je réclame toute l'indulgence de l'Académie pour ce nouveau travail; ce sont des matériaux d'un mémoire rassemblés à la hâte, les faits ne sont pas classés et élaborés comme je le

(1) Le 1er Mémoire a été inséré dans la *Gazette médicale* de 1839, et se trouve chez G. Baillière, libraire, rue de l'École-de-Médecine, 13 *bis*.

voudrais. En attendant mieux, je crois devoir faire connaître le plus promptement possible à l'Académie et aux chirurgiens, tout ce que j'ai fait sur ce sujet important.

Obs. I. — (3e opération). — *Occlusion complète du tube digestif, depuis 40 jours, sur une femme âgée de 50 ans ; — Anus artificiel établi avec succès dans la* région lombaire droite sur le colon ascendant, SANS OUVRIR LE PÉRITOINE, *et sans savoir positivement où était l'obstacle.*

Mad. B..., âgée de 50 ans, d'un tempérament nerveux, habituellement constipée, comme le sont, du reste, beaucoup de femmes, eut, dans le mois de mai 1839, une perte utérine assez abondante, qui nécessita des soins continus pendant près d'un mois. Cet accident, que l'on considéra comme précurseur de l'époque critique, n'empêcha pas les règles de paraître régulièrement jusqu'au mois de janvier dernier ; depuis ce temps, elles ont complétement cessé.

Cette dame est accouchée heureusement de six enfans. Elle a eu deux fausses couches : la première a été suivie d'accidens du côté de l'utérus, qui, depuis cette époque, a presque toujours été le siége ou le point de départ de quelques douleurs.

Après la cessation des règles, et surtout à partir du mois de septembre dernier, madame B... eut de plus grandes difficultés qu'auparavant à aller à la garde-robe ; la constipation devint plus opiniâtre, elle durait plus longtemps, et ne pouvait être vaincue que par des lavemens répétés. Les matières fécales étaient dures, noirâtres et en boulettes ; d'autres fois, elles avaient l'aspect de sangsues accolées les unes aux autres. Néanmoins, à part quelques vomissemens, des douleurs épigastriques, des coliques, et un état de malaise qui survenait à la suite des efforts de défécation, madame B... avait de l'appétit, et n'éprouvait aucune douleur qui pût faire craindre les suites de cette constipation plus opiniâtre que de coutume. Mais, dans le courant du mois de mai dernier, les selles devinrent plus difficiles encore ; souvent, au lieu de matières fécales, madame B... ne rendait que des gaz ; elle avait des coliques, et, après ses repas, elle se sentait gonflée, et elle était obligée de desserrer les cordons de ses vêtemens.

Le 27 mai, après quatre ou cinq jours passés sans aucune évacuation de gaz ni de matières fécales, madame B... fut obligée, à cause des douleurs qu'elle éprouvait, de réclamer les soins d'un médecin. Des sangsues, au nombre de 28, furent appliquées à l'épigastre qui était douloureux ; des lavemens furent prescrits, ainsi que de légers laxatifs; mais ils n'eurent aucun résultat, et, l'état de la malade devenant de plus en plus grave, la constipation persistant toujours, on fit appeler d'abord M. Chomel, et plus tard M. de Guise, qui resta seul chargé du traitement. Ce praticien distingué mit en usage tous les moyens connus, pour favoriser la contraction des intestins et amener des gardes-robes, moyens qui avaient déjà été conseillés par M. Chomel. Des lavemens, des purgatifs drastiques, etc., le cathétérisme du rectum avec une sonde œsophagienne, furent tour à tour employés et repris. On eut aussi recours aux douches ascendantes à l'aide de l'appareil Bizet.

Le 27 juin, M. de Guise ayant épuisé, sans résultat, toute la série des moyens dont il dirigeait lui-même l'administration, pensa qu'il n'y avait plus que l'établissement d'un anus artificiel qui fût capable de remédier à l'état alarmant de madame B..., et ce fut sous l'influence de cette idée, qu'il me fit appeler. Alors il y avait 34 ou 35 jours au moins que la malade n'avait rendu ni gaz, ni matières par l'anus; le ventre était très distendu, et, par suite de l'amaigrissement qui survient constamment dans ces circonstances, on voyait à travers les parois amincies de l'abdomen des *anses intestinales gonflées par des gaz*, et donnant à la percussion un son tympanique.

La malade étant placée sur le ventre, le flanc droit nous parut un peu plus distendu que le gauche. Une sonde de gomme élastique fut introduite dans le rectum ; mais, arrivée à six ou huit pouces de hauteur, elle se recourbait et ne pouvait pénétrer au delà. En examinant par le vagin, on reconnut, en effet, que la sonde s'était repliée dans le rectum, et l'on constata que l'utérus n'était pas déplacé, mais qu'il était un peu plus volumineux peut-être que dans l'état ordinaire. Les lavemens ne pénétraient qu'avec la plus grande difficulté; ils étaient expulsés aussitôt sans entraîner de matières fécales. Depuis quelques jours seulement, il y avait eu des vomissemens bilieux, sans odeur fécale, et le pouls qui, depuis le commencement de la maladie, n'avait pas été fébrile, était assez fort et sans fréquence.

Quelle était la cause de cette rétention des gaz et des matières fécales survenue presque tout à coup chez notre malade? Telle fût la question que nous agitâmes tout d'abord, sans pouvoir y répondre d'une manière satisfaisante, car les antécédens et l'état actuel ne nous fournissaient aucune indication qui pût nous éclairer.

Avions nous affaire à une tympanite essentielle, c'est-à-dire, produite simplement par une atonie, une espèce de paralysie des intestins ? cela n'était pas probable, car les faits de cette nature, s'ils existent réellement, doivent être excessivement rares. Disons même que depuis les progrès de l'anatomie pathologique, de cette science si bien cultivée de nos jours et qui a déjà fait disparaître tant de maladies prétendues essentielles, on est porté à penser qu'autrefois la cause des accidens produits par la rétention des matières fécales était méconnue, parce qu'alors les autopsies des individus qui succombaient n'étaient pas faites ou n'étaient pratiquées qu'incomplètement.

S'agissait-il d'un volvulus, d'une invagination intestinale, d'un étranglement produit par une bride, etc. ? Sans doute, dans ces affections, le cours des matières fécales est arrêté subitement; mais il existe, en même temps, des symptômes généraux beaucoup plus graves que ceux que nous observions chez notre malade, des accidens semblables à ceux qui accompagnent presque constamment les hernies étranglées ; et de plus, nous n'avions pas constaté chez madame B... les vomissemens stercoraux qui surviennent si souvent dans les étranglemens internes produits par les causes que nous venons d'indiquer... De l'absence de ces vomissemens, devions-nous conclure que l'obstacle était situé dans un point assez rapproché de la fin du gros intestin, vers l'*s* iliaque, par exemple ? Il est vrai de dire, que, dans les rétrécissemens de cette portion du tube digestif, ce phénomène a manqué quelquefois; mais les observations publiées sur ce sujet, sont ou incomplètes ou trop peu nombreuses pour servir utilement au diagnostic.

L'utérus ou ses annexes étaient-ils le siége de productions morbides, de tumeurs ayant effacé par leur développement, le calibre du gros intestin ? Cela pouvait être; mais il était impossible, à cause du ballonnement considérable du ventre, d'être fixé à cet égard, et le toucher par le vagin et le rectum ne faisait reconnaître qu'une hypertrophie peu prononcée de la matrice.

Enfin l'obstacle était-il produit par des corps étrangers accumulés dans les gros intestins, comme M. Cruveilhier et d'autres observateurs en ont publié des exemples?

Malgré l'impossibilité de découvrir la cause, la nature et le siége de l'obstacle, nous ne devions pas, nous ne voulions pas rester spectateurs passifs de la mort inévitable de la malade; mais que fallait-il faire? Dans quel point de l'abdomen pouvions-nous tenter, avec le plus de chances de succès, l'établissement d'un anus artificiel?...... On comprendra sans peine qu'il est difficile à un chirurgien d'être placé dans une position plus embarrassante.

Quoiqu'il en soit, la nécessité d'opérer étant bien reconnue, je m'empressai de répéter mon procédé sur le cadavre d'un homme ayant succombé à une hémorrhagie provenant de la rupture d'un anévrisme de l'artère carotide, et je dois avouer que, malgré toutes les précautions que j'ai prises et le soin que j'ai mis à cette opération importante, j'ai ouvert le péritoine sans m'en douter. Pourtant j'étais bien sur mes gardes. Il est vrai de dire que l'*intestin était vide* et que je ne l'avais pas insufflé; mais le péritoine est si mince en dehors du colon, que je l'ai ouvert, en croyant couper la lame externe, ou le tissu cellulaire qui recouvre la sereuse. Je raconte ce fait avec intention, afin d'engager les chirurgiens à faire toujours cette répétition avant de pratiquer l'opération sur le vivant; ils apprendront alors à éviter la faute que je viens de signaler. D'ailleurs, comme je l'ai déjà dit dans mon premier mémoire, on est bien plus sûr de soi, et moins préoccupé de la difficulté en face de laquelle on va se trouver, lorsqu'on a répété, sur le cadavre, une opération quelconque que l'on est appelé à pratiquer, et de laquelle dépend souvent la vie d'un individu.

Pour m'assurer de nouveau qu'il est difficile, souvent même impossible d'introduire une sonde au-delà de l'*S* iliaque, que par conséquent, le cathétérisme de l'intestin est presque toujours illusoire, et ne peut servir au diagnostic des retrécissemens situés dans un point élevé de l'intestin, parce que la sonde s'est repliée alors qu'on croit être arrivé très haut ; pour m'assurer, dis-je. de ce fait important, sur lequel d'ailleurs j'étais déjà à peu près fixé, j'introduisis dans le rectum d'un cadavre, autre que celui qui m'avait servi pour pratiquer mon opération, une grande sonde œsophagienne portant à son extrémité une olive formée par un mélange emplastique destiné à prendre la forme des rétrécissemens, et j'acquis la conviction, en ouvrant le cadavre, que cette sonde s'était arrêtée dans l'un des replis de l'*s* iliaque ; même après l'enlèvement des intestins grêles, en voulant pousser ma soude avec un peu plus de force, je vis l'olive de l'instrument, qui était cependant en cire assez molle, déprimer fortement le point sur lequel elle appuyait et enfin déchirer l'intestin. Ainsi, d'après cette expérience que j'ai souvent répétée, et dernièrement encore, en présence de MM. Récamier, Mayor et de plusieurs autres médecins, le cathétérisme forcé de l'intestin est dangereux, parce que, si on le pratique avec force, on peut produire des déchirures ; il est presque toujours illusoire, comme je l'ai déjà dit, parce que la sonde se replie et donne une fausse idée de la hauteur à laquelle elle est introduite. Il est bien entendu que nous parlons seulement ici dans la supposition d'une disposition normale de l'*s* iliaque, laissant de côté les cas dans lesquels cette partie du gros intestin étant droite et non contournée, comme, cela existe quelquefois, une sonde peut être introduite assez facilement et à une assez grande hauteur; mais ces cas sont excessivement rares.

Je reviens à notre malade :

Le lendemain, 28 juin, M. Deguise et moi, nous insistâmes encore sur les lavemens forcés ; nous renouvelâmes nos explorations avec toute l'attention possible, mais sans arriver à un diagnostic plus précis sur le siége de l'obstacle. Aucun point de l'abdomen ne donnait un son mat à la percussion ; les flancs n'étaient pas plus bombés, plus saillans d'un côté que de l'autre. Dans ces circonstances graves et embarrassantes nous convînmes qu'il fallait, avant de recourir à l'opération, qui seule nous paraissait offrir des chances de succès, réunir, auprès de la malade, quelques uns de nos confrères les plus capables de nous éclairer.

Le même jour, dans la soirée, MM. Magendie, Breschet, Chomel et Foville se rendirent avec empressement à notre invitation. Après un examen attentif et une discussion approfondie à laquelle prirent part MM. L. Boyer, Filhos, Delarue et Levaillant, il fut décidé à l'unanimité que l'on insisterait encore sur les lavemens forcés, sur les douches ascendantes; qu'on emploierait le galvanisme, et que dans le cas où tous ces moyens n'apporteraient aucun changement dans l'état actuel de la malade, il faudrait pratiquer l'opération d'après le procédé que j'avais déjà appliqué deux fois avec succès.

Immédiatement après cette consultation, nous administrâmes des douches ascendantes d'eau et d'air; des lavemens furent également donnés, en ayant le soin de fermer l'anus aussi exactement que possible pour que le liquide entrât forcément; mais après avoir poussé trois lavemens, nous vîmes que malgré tous nos efforts le liquide s'échappait par l'anus et qu'il sortait aussi clair qu'il était entré; toutes nos tentatives n'aboutirent qu'à nous prouver qu'un seul lavement pouvait être conservé par la malade, et, qu'au delà de cette quantité de liquide, il était impossible d'en faire pénétrer davantage.

Le lendemain matin, c'est-à-dire le 29 juin, l'électricité fut appliquée avec beaucoup de soin par M. le docteur Schuster; elle ne produisit aucun changement dans l'état de la malade, pas plus que les douches ascendantes et les lavemens forcés que l'on administra encore une fois. Dès lors, il n'y avait plus à hésiter; il fallait, sans tarder davantage, pratiquer l'opération. Il y avait urgence, car la malade s'affaiblissait, et d'ailleurs nous avions agi avec toute la prudence possible, en nous aidant des conseils de nos savans confrères qui avaient approuvé le moyen extrême qu'il nous restait à employer.

Le 30 juin, à 4 heures du soir, tout était disposé pour l'opération; MM. Foville, Mayor, Scoutetten, Thibault, Cléver de Maldigny, Boyer, James, Dubrac, etc., avaient été invités à y assister; mais il nous fut impossible de décider la malade à s'y soumettre.

Le 1er juillet, madame B..... était assez calme, malgré la contrariété et l'inquiétude que lui avait causées, la veille, la nécessité bien démontrée d'une opération. Elle n'avait pas de fièvre, le pouls était assez fort, le ventre était cependant un peu plus distendu encore.

sans être douloureux, mais il n'y avait eu aucune évacuation par l'anus, soit de gaz, soit de matières. Les vomissemens bilieux avaient été un peu plus fréquens.

Le 2 juillet au matin, l'affaiblissement était plus grand, le pouls petit et fréquent, l'haleine fétide, et la malade exhalait une odeur stercorale. Les vomissemens bilieux avaient été plus abondans, le ventre était très distendu et la malade avait éprouvé, cette nuit, des douleurs épigastriques très violentes. Cet état d'aggravation dans les symptômes, ainsi que la difficulté ou plutôt l'impossibilité de préciser le siége et la nature de l'étranglement intestinal, nous empêchèrent encore cette fois d'agir sans l'approbation des confrères que nous avons nommés plus haut. La nécessité de l'opération, déjà reconnue, ne faisait sans doute que s'accroître ; nous étions bien fixés sur le lieu où nous pratiquerions l'anus artificiel et sur le procédé à suivre, puisque, sans le refus de la malade, nous aurions déjà agi. Mais d'une part, madame B..... était très affaiblie; n'avions-nous pas attendu trop longtemps? et d'autre part, notre projet d'opération était fondé sur un diagnostic si obscur, que nous étions incertains sur sa réussite. Nous desirions donc que sur l'un et l'autre de ces points importans, une nouvelle discussion eût lieu. Le soir même, MM. Magendie, Breschet, Chomel furent encore réunis en consultation. Il y eut *unanimité* sur la nécessité de pratiquer promptement l'opération; mais il n'en fut pas de même sur le lieu où l'anus artificiel devait être établi, car ni l'examen du ventre, ni la percussion, ni la succession n'avaient fait découvrir aucun signe qui pût fixer le diagnostic. Quelques uns des consultans voulaient qu'on attaquât le colon lombaire gauche, parce que, dans ce point, l'intestin devait être distendu, l'obstacle se trouvant probablement au-dessous, puisque la malade ne pouvait recevoir qu'un seul lavement d'autres, au contraire, rejetant ce moyen de diagnostic comme incertain et illusoire, parce que dans l'état normal quelques individus sont dans ce cas, insistaient pour qu'on ouvrit de prime abord le colon lombaire droit. Je m'étais déjà arrêté à cette dernière opinion que j'aurais mise à exécution trois jours auparavant sans le refus de la malade ; et, dans le doute ou j'étais toujours si je ne serais pas forcé d'agir sur l'intestin grêle, je persistai à penser qu'il valait mieux arriver d'abord sur le colon ascendant, que j'ouvrirais s'il était distendu; dans le cas contraire, j'étais décidé à faire une incision en avant du cœcum pour trouver la fin de l'intestin grêle et aller à la recherche de l'étranglement.

Le 5 juillet, à 6 heures du matin, l'opération fut pratiquée en présence de MM. Breschet, Deguise, L. Boyer, Filhos, Schuster, Bowman, Delarue, Guérineau et Levaillant.

Après que les objets nécessaires à l'opération eurent été préparés (bistouris convexes droits, courbes et boutonnés, plusieurs pinces à torsion, des ciseaux droits et courbes, des ténaculum simples et doubles, des sondes cannelées, un petit troquart, des aiguilles à acupuncture, des aiguilles courbes enfilées de fils cirés, des aiguilles à suture en platine, des canules élastiques droites et courbes, une seringue pleine d'eau tiède; enfin, comme réserve, un bistouri de Pott, et les instrumens nécessaires pour faire la suture des intestins).

La malade fut placée sur un lit de sangle, le ventre appuyé sur des oreillers, afin de faire saillir les régions lombaires. *Des deux côtés, même volume, même son à la percussion.*

Une incision d'à peu près quatre pouces d'étendue fut pratiquée transversalement dans la région lombaire droite, au milieu de l'espace qui sépare la crête iliaque de la dernière fausse côte, et à partir de la masse commune des sacro-lombaire et long-dorsal. Le bord de ces muscles ayant été incisé, ainsi que les tissus sous-jacens, bientôt j'arrivai sur le carré des lombes, que je reconnus facilement à sa direction très oblique en bas et en dehors. Je coupai le bord de ce muscle, je tordis une petite artère. Après avoir coupé le feuillet antérieur de l'aponévrose postérieure du transverse, j'aperçus le tissu cellulaire intermédiaire à la masse adipeuse qui recouvre le rein et le colon. Je touchai et je fis toucher le rein, puis j'incisai verticalement la masse adipeuse qui se trouve constamment au dessous de cet organe, et portant mes recherches en arrière, je sentis sous mes doigts un intestin distendu. C'était le colon lombaire droit dépourvu de péritoine: je le reconnus *à la résistance de ses parois et à ses fibres musculaires* plus prononcées que celles de l'intestin grêle, et je le fis reconnaître aux personnes présentes.

Ce point important, capital dans l'opération, étant bien établi, grâce à l'assistance éclairée de MM. Breschet et Deguise, je passai avec une aiguille courbe, un fil dans l'épaisseur de la paroi de l'intestin, afin de le maintenir, et je pratiquai une ponction avec un petit trois-quart. Beaucoup de gaz et très peu de matières fécales sortirent par la canule; mais, l'instrument étant ressorti, de l'air s'infiltra dans le tissu cellulaire environnant que je fus obligé de réséquer pour mettre le colon complétement à découvert. Aussitôt, cet intestin fut attiré au dehors à l'aide du fil que j'avais passé dans ses parois, puis je l'ouvris assez largement, surtout dans le sens vertical avec un bistouri boutonné. Enfin, les bords de l'ouverture furent attirés et maintenus par trois pinces à torsion. Après avoir broyé, avec le doigt indicateur introduit par la voie nouvelle, des matières fécales assez dures, il s'en écoula une assez grande quantité. Au milieu de ces matières demi-solides, on reconnut des *pepins de groseilles* et *des noyaux de cerises* en assez grand nombre. Je facilitai les évacuations en injectant de l'eau tiède dans la partie supérieure et inférieure du colon que je venais d'ouvrir. En portant de nouveau mon doigt dans la partie inférieure de l'intestin, je touchai et je crus reconnaître la valvule iléo-cœcale. Quelques lambeaux du tissu adipeux qui environne le rein et le colon, furent réséqués. Enfin, dès que les évacuations furent moins abondantes, je fixai solidement l'ouverture de l'intestin aussi près que possible de l'angle antérieur de la plaie, au moyen de cinq points de suture entrecoupée, en ayant le soin de renverser la muqueuse en dehors, et je pratiquai, en outre, un point de suture entortillée pour réunir l'angle postérieur de la plaie. La malade, qui avait supporté avec courage cette opération, fut replacée dans son lit que l'on avait garni d'alèzes; et on l'engagea à se tenir sur le côté droit, afin de permettre aux matières fécales de s'écouler librement. L'anus artificiel fut recouvert d'un large cataplasme, et l'on recommanda de faire sur la plaie des lotions fréquentes avec de l'eau tiède pour la débarrasser des matières qui pourraient se trouver en contact avec elle.

Dans la soirée, nous revîmes madame B...; elle était calme et se sentait soulagée, le ventre était souple et insensible à la pression. L'anus artificiel livrait fréquemment passage à des gaz et à des matières fécales. Le pouls avait repris de la force, sans avoir acquis de la fréquence.

Le lendemain, des matières fécales continuent à sortir par l'anus artificiel; le ventre est souple, non douloureux à la pression, mais un peu distendu encore; l'intestin ouvert s'est un peu rétracté; les sutures ne se sont pas dérangées. Il n'y a pas eu de vomissemens. Le pouls est assez fort, il donne 70 ou 80 pulsations par minute. La nuit a été bonne.

Le 5 juillet, madame B... demande à manger; son état s'améliore;

elle a pris un lavement opiacé qui l'a engourdie, et qui, plus tard, lui a donné des étourdissemens; elle croyait que son lit tournait.

Le 6, j'introduis mon petit doigt dans l'anus artificiel, et je donne un quart de lavement qui n'est pas rendu. Les fils qui ont servi à la suture ne tiennent plus qu'à la peau. La malade croit avoir rendu cette nuit des gaz par le rectum, ce qui me paraît fort douteux.

Le 8, toutes les sutures se sont détachées; l'anus artificiel est solidement fixé à la plaie qui a un très bon aspect. En introduisant mon doigt dans l'ouverture artificielle, après avoir pratiqué des injections, j'ai touché le rein à travers les parois de l'intestin, et j'ai trouvé des matières fécales dans la partie inférieure du colon ascendant. Les évacuations sont abondantes; les cataplasmes appliqués continuellement sur la plaie, sont changés plusieurs fois par jour, et ils sont toujours recouverts de matières fécales. Le ventre est souple et insensible à la pression; il n'y a pas eu de fièvre.

10 juillet, même état. Le ventre est encore un peu volumineux, malgré les évacuations abondantes de gaz et de matières fécales qui ont lieu facilement; mais, comme l'a observé judicieusement mon excellent ami, M. le docteur Troussel, en examinant la malade, cela tient à ce que les intestins ayant été longtemps distendus, il faut un certain temps pour que la membrane musculeuse revienne à son état normal. Jusqu'à présent, il n'est pas survenu le moindre accident; le travail inflammatoire autour de la plaie a été aussi simple et aussi régulier que si un intestin n'eût pas été ouvert.

Le 14 juillet, M. Magendie constate avec nous que la malade est dans un état on ne peut plus satisfaisant; l'appétit augmente ainsi que les forces. L'anus artificiel est bien établi; il est situé à l'angle antérieur de la plaie, mais comme il a de la tendance à se rétracter et à se resserrer, je crois devoir le dilater avec une mèche de charpie assez grosse, analogue à celle qu'on emploie après l'opération de la fistule à l'anus. Des lavemens ont été administrés tous les jours, ils facilitent la sortie d'une grande quantité de matières fécales.

Le 15, madame B... croit avoir rendu quelques matières par l'anus normal. Pour m'assurer de ce fait, j'introduis le doigt indicateur dans le rectum, je trouve qu'il est affaissé d'avant en arrière; je ne rencontre pas de matières fécales; en retirant mon doigt, ma main est tachée de sang, qui me paraît venir de la vulve, et non pas du rectum, comme la malade le pensait. Après avoir administré un lavement par le rectum, il est sorti des grumeaux de matière caséeuse et quelques boulettes de matières fécales dures et noirâtres. Le toucher par le vagin me fait reconnaître que l'utérus est placé à gauche, que le col est en arrière, qu'il est gros et dur, et que sa surface et sa cavité sont le siége de petites végétations polypeuses. Mon doigt est taché de sang brun et il entraîne quelques caillots. La malade me dit que ce sont ses règles qui reviennent, et qu'il est probable que le sang s'est accumulé dans l'utérus depuis quatre mois.

Le 17, madame B... a eu des coliques, après avoir bu du jus de pruneaux mélangé avec une décoction de sené. La plaie est belle et se rétrécit remarquablement. Un bourgeon assez gros, paraissant appartenir au tissu adipeux, qui recouvre le rein, a presque entièrement disparu. L'anus artificiel est plus évident et plus largement ouvert que les jours précédens. Il n'est pas sorti de sang par la vulve depuis hier. La malade croit avoir rendu des gaz par l'anus normal.

Le 20, M. Chomel a visité madame B... qui continue à avoir de l'appétit et à reprendre des forces.

Le 22 juillet, après un lavement donné dans le rectum, il est sorti par l'anus normal un cylindre de matières fécales noirâtres bien moulées, de sept centimètres de long, et des mucosités sanguinolentes. Cette expulsion de matières anciennes nous fait espérer que peut-être les évacuations reprendront leur cours naturel. La malade est enchantée de penser qu'on pourra la débarrasser de son anus artificiel.

Malgré la sortie de ces matières fécales par le rectum, il y a eu aujourd'hui des évacuations abondantes par l'anus artificiel, qui est maintenant largement ouvert et qui présente un très bon aspect.

Madame B..... est aujourd'hui, 6 septembre, deux mois et quelques jours après l'opération, dans l'état le plus satisfaisant; elle a complétement recouvré l'appétit et les forces; en un mot, sa santé est aussi bonne qu'on pouvait le desirer. L'anus artificiel est depuis longtemps déjà solidement établi. Les évacuations ne sont pas continuelles et involontaires comme on serait porté à le supposer; elles sont, au contraire, assez difficiles, et on est obligé de les faciliter en donnant des lavemens pour dégager les matières fécales qui sont presque toujours dures et moulées. Depuis l'opération, et à des intervalles assez éloignés, il est sorti par l'anus normal, à la suite de lavemens, deux ou trois cylindres de matières fécales.

En résumé, nous espérons que l'affection organique latente qui a nécessité l'établissement d'un anus artificiel, n'est pas de nature à compromettre, au moins d'ici à longtemps, le succès de notre opération.

Réflexions. — Cette observation est extrêmement intéressante sous tous les rapports : je crois utile d'en faire ressortir les points les plus importans.

Remarquons d'abord que les antécédens ne fournissaient aucun renseignement utile pour déterminer le point obstrué, rien, absolument rien qui pût mettre sur la voie du lieu précis de l'étranglement. Rien qu'une constipation opiniâtre qui prouvait que l'obstacle s'était formé lentement. Il est bon de se rappeler seulement que l'utérus avait été le siége de quelques accidens et que la constipation était devenue plus opiniâtre après la cessation des règles. Enfin, à dater du 27 mai dernier jusqu'au moment de l'opération, c'est-à-dire, pendant 40 jours, il n'y avait plus eu aucune garde-robe. C'était donc une tympanite stercorale chronique ; il n'y avait aucun symptôme de travail inflammatoire local pour expliquer l'occlusion complète du tube digestif.

Les premiers médecins qui furent appelés auprès de madame B.. .. avaient combattu inutilement cette tympanite stercorale par tous les moyens employés en pareille occasion ; ils reconnurent bientôt qu'il existait un obstacle organique, un véritable étranglement de l'intestin. Après avoir analysé tout ce qui avait déjà été fait avec M. Deguise, qui m'a si bien secondé, sous tous les rapports, pour mener à bonne fin cette difficile entreprise, nous constatâmes que tous les agens thérapeutiques employés jusqu'à présent, avaient été impuissans pour vaincre l'obstruction des intestins ; je fis encore l'essai d'une sonde œsophagienne garnie à son extrémité comme la bougie à empreinte de l'urètre et pourvue d'un mandrin recourbé, mais ce fut encore sans succès.

Enfin, après avoir épuisé toutes nos ressources, nous provoquâmes deux grandes consultations, à quatre jours d'intervalle l'une de l'autre; mais, malgré la coopération attentive des confrères les plus éclairés, il nous fut impossible de fixer le siége de l'étranglement, quoique tout eut été observé et discuté avec le plus grand soin.

Comme on le voit, le diagnostic précis était fort difficile à établir ; je me trompe, le simple diagnostic était clair ; il était évident pour tous les consultans que nous avions affaire à un étranglement interne, à une obstruction complète des intestins, puisque, depuis trente et quelques jours, il n'était sorti ni gaz ni matières fécales par l'anus, malgré les purgatifs drastiques et tous les moyens mécaniques employés avec le plus grand soin et la plus grande persévérance. Il faut le dire et le répéter, la difficulté était extrême au moment de se décider à prendre un parti; l'incertitude du point précis de l'étranglement et de sa nature rendaient une résolution redoutable pour l'opérateur. A quoi tenait donc cette difficulté insurmontable? et pourquoi enfin n'avions-nous que des probabilités? aujourd'hui même, nous ne pouvons résoudre encore qu'un seul point du problème, c'est que l'obstacle est bien dans le gros intestin.

Examinons, au reste, les raisons qu'on pouvait alléguer pour et contre un obstacle siégeant dans le gros intestin ou dans l'intestin grêle, afin de mieux faire connaître les difficultés de ce fait embararssant et d'être utile à ceux qui pourraient en rencontrer de semblables.

Voyons d'abord tout ce qu'on pouvait faire valoir en faveur d'un étranglement interne du gros intestin.

Il existait une tympanite stercorale évidente et persistante;

Des vomissemens avaient lieu, sans fréquence, il est vrai, mais sans matières fécales ;

Il y avait aussi de temps en temps quelques hoquets ;

Un seul lavement forcé pouvait être reçu et le *liquide ressortait aussi clair qu'il était entré;*

Une sonde œsophagienne ne pouvait être introduite profondément; mais j'ai démontré que ce signe n'était d'aucune valeur.

En résumé, il n'y avait que le lavement forcé qui, réuni à

l'absence complète de selles et de gaz, pût nous guider et nous faire soupçonner que l'obstacle était dans le gros intestin.

Qu'elle raison pouvait-on opposer à cette idée ?

L'absence des vomissemens de matières fécales (peut-être la valvule iléo-cœcale s'oppose-t-elle à la sortie des matières fécales lorsqu'il y a une grande étendue du gros intestin de libre).

Des boules de matières fécales, des cybales, comme on l'a observé assez souvent, auraient pu produire l'obstacle; mais alors les lavemens auraient été colorés et auraient pu pénetrer en plus grande quantité.

Enfin, une tympanite essentielle; mais alors on aurait pu donner des lavemens.

On aurait pu aussi supposer un étranglement des intestins grêles par une bride, une hernie ou un volvulus; mais dans ces cas les phénomènes marchent ordinairement avec plus de rapidité.

En résumé on voit qu'un diagnostic précis était ici impossible, et qu'il sera toujours fort difficile à établir dans des cas analogues, puisqu'il n'existe aucun signe qui puisse faire cesser l'incertitude. Ainsi, point de travail inflammatoire, point de douleur, ni de tumeur; tout l'abdomen était sonore; point de saillie ni de matité dans les flancs; ni la percussion, ni la succussion n'ont pu nous éclairer; nous n'avons trouvé aucun caractère qui pût nous faire reconnaître la réplétion des gros intestins, et cependant nous savons maintenant qu'ils étaient fortement distendus par des matières fécales et des gaz.

Le balonnement du ventre était un obstacle à l'examen des organes contenus, et si j'avais pu dissiper la tympanite, j'aurais cru la difficulté levée.

Pour favoriser le diagnostic, j'avais pensé à faire la ponction des intestins avec un petit troicart, afin de les affaisser et de permettre l'exploration de l'abdomen; mais ce moyen qui n'est probablement pas sans danger, aurait été d'une utilité moindre que je ne l'avais pensé d'abord, puisque maintenant que le météorisme a complètement disparu, je n'ai pu arriver encore au résultat tant desiré, c'est-à-dire, à trouver le point précis de l'étranglement. Cependant il est bon de dire qu'en affaissant le ventre par l'évacuation des gaz, il est problable que nous aurions pu constater la distension du gros intestin par des matières fécales, et alors, au lieu d'opérer à droite, j'aurais opéré à gauche. Ainsi donc, dans un cas pareil, on devra soigneusement peser les avantages et les inconvéniens de ce moyen d'exploration qui, du reste, pourrait apporter un grand soulagement, et permettre peut-être d'attendre plus longtemps encore.

Mais, comme on le voit, rien n'avait pu indiquer positivement le siége et la nature de l'étranglement, et si la malade eût rendu quelques matières par l'anus normal, comme cela est arrivé depuis l'opération, nos doutes et notre perplexité eûssent été encore plus grands. Quoiqu'il en soit, j'espère que ce fait servira beaucoup dans des cas analogues.

Que faire donc en pareille occasion, c'est-à-dire, lorsque la tympanite stercorale est très prononcée, lorsque les drastiques et les lavemens forcés ne produisent aucun résultat et qu'enfin il est impossible de s'assurer où est l'étranglement? Malgré l'incertitude, il faut ne pas attendre trop longtemps, et agir comme nous l'avons fait; je dois dire, en outre, que dans un cas pareil, avec *absence de douleurs dans l'hypochondre gauche*, je n'hésiterais pas à opérer de ce côté, si la malade ne pouvait recevoir qu'un seul lavement forcé, et après avoir bien pesé toutes les circonstances et avoir obtenu, bien entendu, l'assentiment des confrères les plus éclairés; ce doit être, du reste, la règle de conduite de tous les chirurgiens consciencieux et qui ne veulent pas compromettre l'art.

Je reviens à madame B..... et à la difficulté du diagnostic. Malgré notre incertitude sur le siége de l'étranglement et sur sa nature, nous étions cependant unanimes sur la nécessité d'une opération qui devenait de plus en plus urgente.

Une seule personne présente à la première consultation avait émis l'idée, à cause de l'absence de vomissemens stercoraux, que ce n'était point un étranglement des intestins mais un cancer de l'estomac. Sans le moindre doute, il était difficile de soutenir une pareille opinion avec quelque vraisemblance, et quoiqu'elle fût repoussée par tous les consultans et par moi-même, je dois avouer qu'étant déjà très proccupé et fort embarrassé pour prendre un parti, je fus encore contrarié par cette idée décourageante.

Certainement, on peut dire maintenant que ces détails sont inutiles et fastidieux peut-être; mais je raconte mes impressions du moment et je ne veux rien laisser ignorer de ce qui peut-être utile en pareille occasion. Une autre fois, cette objection facile à réfuter pourrait se présenter encore et ce précédent sera précieux alors pour ceux qui se trouveront dans le même embarras.

Les détails des consultations, mes préparatifs et mes essais sur le cadavre donnent à peu près la mesure de mes perplexités avant de me décider à opérer.

Comme on peut le voir en relisant l'observation, l'opération a été simple et facile quand on ne considère que le résultat; mais, je dois le dire, cette opération est extrêmement pénible, à cause de l'incertitude et de l'anxiété qu'éprouve l'opérateur. Je ne veux ni amoindrir, ni exagérer les difficultés, je veux mettre les praticiens en mesure de les bien apprécier, pour les préparer à les vaincre. Je ferai remarquer d'abord qu'il n'était pas certain que l'intestin fut dilaté dans le point que je devais attaquer; et ensuite, je dois dire encore que, lorsque l'intestin est réellement distendu, rien ne l'indique suffisamment, alors même qu'on a incisé toute la paroi lombaire, parce qu'on n'a d'autre signe qui puisse le faire reconnaître, que le balonnement qui est à peu près le même partout. La seule boussole, le seul guide, le seul repère, c'est le rein et le tissu adipeux qui se trouve au dessous, et lorsqu'on a osé, enfin, inciser ce tissu adipeux, et qu'on est bien effectivement arrivé sur l'espace celluleux du colon, on n'a encore que le toucher qui puisse faire apprécier les parois épaisses et résistantes du colon et ses fibres musculaires; les bandelettes longitudinales sont aux deux extrémités de l'espace celluleux, par conséquent, elles ne peuvent guider l'opérateur. Enfin, il faut se décider à plonger un trois-quart dans le colon. Je dois l'avouer, c'est un moment perplexe pour l'opérateur,

Au lieu de décourager les chirurgiens, je veux leur inspirer de la confiance ; mais je dois aussi les prévenir des dangers réels et les mettre en garde contre la facilité apparente de cette opération, lorsqu'on ne considère que le résultat et la possibilité de la faire quelquefois très vite et très bien lorsque l'intestin est fortement distendu.

Pour se préparer et s'habituer à vaincre les difficultés de cette opération, il faut s'exercer le plus possible sur le cadavre, et avec beaucoup de soin; il faut varier ces essais, c'est-à-dire, pratiquer l'opération l'intestin étant vide et dilaté. (Voy. mon premier Mémoire.)

Un point important, et sur lequel j'insiste particulièrement, c'est que, pour être plus sûr de rencontrer le colon, il faut surtout se diriger en arrière sous le carré des lombes, après avoir divisé son bord externe, plus que moins, sans pourtant se porter trop en dedans du côté du psoas et de la colonne vertébrale. Enfin, après avoir bien constaté l'endroit où l'on doit faire la ponction, on place un fil dans ses parois avec une aiguille courbe. On pourrait se dispenser de ce moyen ; mais c'est une assurance de plus ; et, d'ailleurs, c'est un soutien au moment de la ponction, que l'on doit faire, avec un trois-quart cannelé, pour pouvoir agrandir en haut l'ouverture, sans ôter la canule.

Je l'ai déjà dit dans plusieurs occasions, mais on ne peut trop le répéter ; plus j'observe les chirurgiens, et plus je suis convaincu que c'est le soin qu'ils mettent à étudier et à répéter souvent les opérations difficiles sur le cadavre et sur les animaux vivans, qui établit surtout la différence entre eux.

D'après ce qui a été dit dans l'observation, on a pu voir facilement pourquoi j'ai établi l'anus artificiel à droite. Il est évident que, puisque nous ne savions pas précisément où était l'étranglement, et des douleurs ayant lieu *à gauche de l'épigastre*, je craignais que l'obstacle ne fût à gauche du colon transverse, comme j'en avais observé récemment un exemple (*Voyez* la troisième observation de ce Mémoire.) Par conséquent, en opérant à gauche, j'aurais craint de rencontrer l'intestin vide, c'est-à-dire d'être au dessous de l'obstacle, alors il aurait fallu tenter une deuxième opération à droite, et si encore je n'avais pas trouvé le colon distendu, j'aurais fait une troisième opération, en avant du cœcum pour trouver la fin de l'intestin grêle et aller à la recherche de l'étranglement. J'ai donc préféré ne courir que la chance de deux opérations au lieu de trois, et je n'ai aucun regret d'avoir agi ainsi, quoiqu'il soit très probable, cependant, que l'obstacle est réellement au dessous du colon gauche.

C'est la première fois que j'ai établi l'anus artificiel à droite; J'ai beaucoup hésité, j'ai été fortement retenu par l'idée de sacrifier toute l'étendue du gros intestin; mais le résultat obtenu prouve que les objections fondées sur la perte d'action de cette portion du tube digestif n'ont pas une grande valeur, comme on le savait déjà, du reste, par les exemples d'anus artificiels survenus à la suite des hernies étranglées. Dans tous les cas, comme l'a dit très judicieusement M. le docteur Bowman, présent à l'opération, qu'est-ce que c'est que le colon transverse? car, entre l'opération faite à gauche ou à droite, il n'y a de différence que l'étendue du colon transverse, plus une petite portion des colons lombaires.

Les suites de l'opération ont été des plus simples; il n'y a pas eu le moindre accident local; cette large plaie transversale avec ouverture du colon et suture de l'intestin à la peau, s'est comportée absolument comme une plaie simple, comme un coup de sabre; il n'y a pas eu la moindre trace d'inflammation autour de la division; la cicatrisation a marché aussi vite et a été aussi régulière que si un intestin n'eut pas été ouvert, et que si on n'eut pas pénétré aussi près du péritoine.

Ce résultat a vraiment dépassé mes espérances, et il faut l'avoir observé trois fois de suite pour être convaincu d'un fait aussi extraordinaire. Je dois dire, en outre, que la situation de l'anus artificiel en arrière contribue à produire un résultat aussi remarquable, parce qu'elle ne permet pas aux matières de séjourner et de s'infiltrer dans la plaie, comme lorsque l'anus est situé en avant.

Sur madame B.., comme sur mes deux premiers opérés, l'anus artificiel est établi solidement à l'extrémité antérieure de l'incision. Ce fait est facile à constater, et il l'a été déjà par un grand nombre de médecins. On peut, en outre, s'assurer, comme conséquence de ce fait, que l'intestin et le rein ont été fortement entraînés en avant.

Ce résultat mérite de fixer un moment l'attention des observateurs. Il produit un éperon intérieur formé par la paroi postérieure du colon; mais il est moins marqué que sur tout autre intestin, parce que les colons lombaires n'ont pas de mésentère, et qu'ils sont attachés aux parois de l'abdomen autrement que les autres intestins. Le rein ainsi attiré repousse l'intestin en avant, et forme une espèce de bouchon ou de promontoire.

Sur madame B..., toutes les fonctions s'exécutent parfaitement bien; l'état général est très satisfaisant, et notre opérée, qui était dans un état de maigreur extrême, a déjà engraissé notablement.

Un autre fait remarquable, et hors de doute maintenant, parce que je l'ai constaté et fait constater plusieurs fois sur madame B..., c'est que les matières fécales se durcissent et se moulent à peu près dans le cœcum comme dans le rectum, et que la constipation a lieu comme avant l'opération. On peut dire aussi que peut-être les matières se durcissent au delà du cœcum, et qu'elles reviennent dans cet intestin par le mouvement antipéristaltique. Quoi qu'il en soit, les matières ne sortent presque jamais involontairement.

Cette infirmité est donc moins incommode qu'on ne le croit généralement, puisqu'il faut provoquer la sortie des matières par un lavement, et que souvent on est forcé de les broyer avec le doigt pour faciliter leur sortie.

Sur notre opérée, la large plaie qu'il a fallu faire pour assurer le succès de l'établissement d'une voie nouvelle, n'est plus qu'une grande ouverture fistuleuse; elle est facile à entretenir et à boucher avec une mèche de charpie, une éponge ou un bouchon d'ivoire, ou de toute autre substance, soutenus par une compresse et un bandage de corps. Dans la journée, et même la nuit, madame B... n'a presque jamais besoin d'aller à la garde-robe ; le matin seulement, après avoir fait une injection par l'anus artificiel, le ventre est gonflé, et elle sent des gargouillemens. Alors, il lui suffit de s'asseoir dans son lit pour faire sortir des gaz par l'anus artificiel. Du reste, la malade se lève et se couche seule, reste levée toute la journée ; elle se tient parfaitement droite, ne souffre nulle part. Enfin elle peut déjà se suffire complétement à elle-même.

Ce nouveau fait confirme parfaitement tout ce que promettait cette renovation chirurgicale, puisqu'il prouve qu'on peut réussir à droite comme à gauche ; on peut donc espérer obtenir le même résultat pour toutes les obstructions du gros intestin.

Mais en supposant que je n'eusse pas réussi, on en aurait tiré parti contre la chirurgie hardie, et surtout contre moi-même. On conçoit facilement qu'un hasard malheureux, une complication fâcheuse auraient pu compromettre le succès de cette opération, sans cependant détruire au fond les principes sur lesquels elle est basée; mais il n'en faut pas davantage pour retarder quelquefois indéfiniment la propagation des meilleures innovations. J'ai donc eu raison de dire que si je n'avais pas réussi, on aurait profité de l'insuccès, et, ce qui le prouve, c'est qu'on a répandu *mal et méchamment*, comme disait A. Paré, le bruit que madame B... était mal, très mal ; tandis qu'elle a toujours été comme maintenant dans un état très satisfaisant. Mais lors même que mon opérée mourrait des suites de l'obstruction, on ne pourrait rien en induire de fâcheux contre le procédé opératoire, et la malveillance n'en pourrait tirer aucun parti ; mais j'espère qu'elle vivra long-temps encore pour ne laisser aucune prise aux mauvaises passions. Je ne fais ces réflexions que pour montrer les conditions fort chanceuses du progrès.

Après avoir jeté un coup d'œil rétrospectif sur notre malade, voyons maintenant s'il ne nous serait pas possible d'entrevoir son avenir.

Qu'elle est la cause de l'étranglement qui persiste encore? Il est fort difficile de répondre à cette question, même après le succès de l'opération. Sans le moindre doute il y a un obstacle réel, positif. Quelle est sa nature et que deviendra-t-il?..... Cherchons d'abord s'il ne serait pas possible de découvrir où est situé cet obstacle? Quoiqu'il soit fort difficile encore de résoudre ce problême, même après les nouvelles données fournies par l'opération, on peut dire, avec de grandes probabilités, que l'occlusion est dans le bassin ou mieux dans l'*s* iliaque comme nous l'avions supposé avant l'opération, d'après l'impossibilité de faire pénétrer plus d'un lavement : et en outre, le ventre qui était tendu, rénitent et balonné à gauche, quelques jours après l'opération, s'est affaissé, peut-être par l'action des purgatifs, mais certainement par les lavemens laxatifs donnés par l'anus artificiel et dirigés vers le colon gauche. Je dois ajouter cependant que le toucher par le rectum et par le vagin, ainsi que l'exploration de l'abdomen, n'ont pu encore rien faire découvrir pour donner la certitude que l'obstacle est bien situé là où nous *le* supposons; mais il est utile de rappeler que notre opérée ne peut toujours recevoir que la même quantité d'injection par l'anus normal, c'est à-dire, à peu près une seringue ordinaire, tandis qu'elle peut facilement en recevoir deux par l'anus artificiel.

De quelle nature est l'obstacle? On ne peut guère hasarder à ce sujet que des probabilités : puisqu'il est impossible de dire si l'obstacle est intérieur ou extérieur à l'intestin, on ne peut préjuger sa nature. Cependant, on peut faire observer que rien, dans les antécédens, n'indique une maladie de l'intestin, aucun dérangement notable, point de douleurs, point de glaires, point de sang par l'anus.

Que deviendra cet obstacle? Puisque nous n'avons pu répondre aux deux premières questions, il nous sera tout-à-fait impossible encore de répondre à celle-ci qui est une conséquence des deux autres. Cependant nous nous permettrons quelques réflexions sur un sujet si intéressant. Des trois personnes que j'ai opérées, aucune n'a desiré aussi ardemment être débarrassée de son anus artificiel que madame B... et je dois dire que, par bonheur, aucune ne m'a semblé avoir autant de chances favorables. C'est donc un motif de plus pour débattre cette question et pour chercher à pénétrer l'avenir de l'opérée et à le dévancer s'il est possible.

Enfin, peut-on raisonnablement espérer le rétablissement de la voie normale?

Déjà des matières fécales sont sorties par cette voie, mais elles étaient évidemment anciennes; quoiqu'il en soit, le passage est donc devenu plus libre qu'avant l'opération, puisqu'il est sorti des cylindres de matières fécales par le seul secours d'un lavement, tandis que les douches d'eau et d'air et les lavemens forcés n'avaient pas amené ce résultat. Mais je crois qu'il n'est point sorti réellement de gaz, quoique la malade en ait eu plusieurs fois la sensation. Il est vrai de dire que rien ne force les matières et les gaz à sortir par en bas, tout au contraire les retient dans le cœcum et favorise leur sortie par l'anus lombaire, et, comme on doit le comprendre, les gaz ont plus de facilité à sortir par l'anus artificiel; en bas, au contraire, deux obstacles s'opposent à leur sortie, l'étranglement d'abord et les sphincters après.

J'ai recueilli fort en détail ce nouveau fait dans le but d'être utile aux praticiens. Sans doute on trouvera généralement cette observation trop longue; mais je suis convaincu que les chirurgiens qui la liront à la veille de répéter l'opération, ne blâmeront pas les développemens dans lesquels je suis entré.

Pour résumer ce fait important le plus brièvement possible, je dirai :

1° Que l'opération a été faite 40 jours après une obstruction complète du tube digestif et sans pouvoir préciser le siége et la nature de l'obstacle.

2° Que l'opération a été pratiquée dans la région lombaire droite, sur le colon ascendant, parce que rien ne pouvait assurer positivement où était situé l'obstruction.

3° Que l'opération n'a été suivie d'aucun accident et que la guérison a été obtenue en quelques jours, comme pour une plaie simple.

4° Que l'anus artificiel est solidement établi, qu'il fait parfaitement ses fonctions, et que cette infirmité est très supportable, puisque notre opérée ne rend presque jamais involontairement les matières fécales.

5° Tout nous fait espérer que ce succès sera le plus durable des trois déjà obtenus.

6° Enfin, il y a quelques chances pour le rétablissement de la voie normale.

Observ. II. — (4e opération.) — *Anus artificiel établi dans la région lombaire droite sur le colon ascendant, sans ouvrir le péritoine, sur une femme âgée de 60 ans, pour une obstruction du tube digestif datant de 45 à 50 jours, et produite par une affection cancéreuse de la partie supérieure du rectum. — Mort dix jours après l'opération.*

Madame Legrand est âgée de 60 ans; sa constitution est bonne, et sa santé a toujours été assez régulière. Elle a eu deux enfans; le plus jeune a plus de 30 ans; ils vivent et se portent bien tous les deux. Elle n'a jamais eu de maladie de l'estomac ou des intestins, et elle ne se rappelle pas avoir été traitée pour une affection quelconque ayant son siége dans l'abdomen, si ce n'est, il y a plus de 30 ans, à la suite de sa dernière couche, qui avait été l'occasion de quelques accidens inflammatoires; mais ils n'avaient laissé depuis aucune trace.

Il y a quinze ans que madame Legrand a cessé d'être menstruée; les règles ont diminué graduellement de quantité et se sont supprimées tout à fait, sans qu'aucun trouble local ou général soit venu, à cette époque, déranger sa santé. Depuis la cessation des règles, aucune incommodité du côté du bas-ventre, aucun signe apparent d'une lésion quelconque de l'utérus ou de ses annexes ne s'étaient manifestés. Les voies digestives s'étaient aussi conservées intactes; l'appétit était régulier, et les digestions se faisaient bien.

Vers la fin de l'année 1839, madame Legrand éprouve, dans la région des reins, un sentiment de fatigue et de pesanteur que l'exercice augmente; elle ressent des douleurs passagères dans le bas ventre; les secousses d'une voiture les rendent plus fortes et les prolongent. Dans le temps qu'apparaissent ces symptômes, la malade va encore régulièrement à la garde-robe, mais elle s'aperçoit que les selles deviennent moins copieuses; les matières sont liées en commençant; vers la fin elles sont liquides et des mucosités sanguinolentes terminent la garde-robe; la malade reste longtemps sur *sa chaise* éprouvant le besoin d'un supplément d'évacuation, et faisant, pour le satisfaire, d'inutiles efforts. Avec le temps, les selles sont moins liées; elles ne paraissent plus que sous la forme d'une purée plus ou moins épaisse, se reproduisent plusieurs fois par jour, et sont, le plus souvent, accompagnées ou remplacées par des mucosités sanguinolentes.

Au mois de juillet 1840, à la suite d'une promenade fatigante, qui avait occasionné un peu de courbature et de fièvre, les garde-robes cessent tout à fait pendant quelques jours; des matières muqueuses légèrement sanguinolentes s'échappent seulement dans la matinée à plusieurs reprises, et en très petite quantité à la fois. Des lavemens pris tous les matins donnent quelques matières fécales délayées. La malade continue d'avoir tous les jours plusieurs petites évacuations; la première qui se produit dès le matin sort tout à coup comme un flot, avec des vents; ce sont des matières glaireuses mêlées de sang; les autres, qui sont quelquefois au nombre de cinq ou six, amènent un peu de matières stercorales délayées. Toutes ces évacuations liquides réunies peuvent s'élever à 90 ou 125 gramm. Madame Legrand continue cependant de se livrer à ses occupations ordinaires; sa santé générale ne paraît pas sensiblement altérée; son teint est moins animé, mais bon; elle a son appétit habituel, et ne s'aperçoit pas que ses digestions soient dérangées.

Au mois d'octobre 1840, la défécation est plus difficile encore; il y a toujours plusieurs petites évacuations glaireuses plus ou moins teintes de sang, mais les matières stercorales y deviennent plus rares et les lavemens sont souvent sans résultat. A cette époque, une consultation eut lieu avec un chirurgien justement renommé; on ne fit que constater ce qui était déjà reconnu, c'est-à-dire une maladie grave du gros intestin dont la nature et le siége ne furent pas exactement déterminés; et de plus, l'existence de tumeurs indurées, présumées carcinomateuses et paraissant appartenir à l'utérus, bien que ce viscère n'eut donné jusque là et ne donnât encore aucun signe de souffrance. L'on soupçonna qu'une ancienne rétroversion de la matrice avait pu être la cause première des accidens survenus depuis du côté du gros intestin.

Il faut dire que chez cette malade l'exploration de l'utérus ne pouvait guère avoir lieu que par le rectum, le vagin se trouvant fermé supérieurement par une espèce de cloison percée d'une ouverture centrale, qui n'admettait que l'extrémité du doigt indicateur, disposition que l'on rencontre souvent chez les femmes parvenues à un âge un peu avancé. Du reste, cette affection complexe parut tout à fait incurable, et le traitement conseillé fut considéré comme purement palliatif. L'exploration de l'abdomen n'avait fait découvrir aucune tumeur, aucun engorgement dans cette cavité.

Il fallait cependant procurer quelques évacuations; le ventre, habituellement un peu balonné, le devenait davantage et l'appétit diminuait; il y avait des douleurs presque continuelles dans la région hypogastrique, dans les régions inguinales droite et gauche; la malade éprouvait le sentiment d'une *barre* qui lui cernait le bas ventre d'un côté à l'autre, et tournait vers les reins. Lorsqu'elle prenait un lavement, cette sensation devenait tellement incommode qu'elle paralysait ses forces et l'obligeait à garder le repos. Une potion purgative est administrée; elle produit sans beaucoup de douleur, une évacuation abondante de matières liées d'abord, et sous forme de purée, vers la fin. Pendant quelque temps, les selles continuent, soit spontanément, soit à l'aide de lavemens, mais elles deviennent de moins en moins abondantes, sont toujours liquides ou amènent rarement quelques crotins isolés, de la grosseur d'une moyenne olive; et puis reparaissent les petites évacuations de matières muqueuses sanguinolentes. Deux mois après environ, les mêmes nécessités engagent à tenter de nouveau le même moyen. 60 grammes d'huile de ricin sont administrés, et produisent, cette fois encore, sans violence, une évacuation assez abondante, moins cependant que la première fois, et n'ayant que la consistance d'une bouillie un peu épaisse.

A partir de ce moment, les garde-robes sont un peu plus faciles, mais toujours demi-liquides, arrivant plusieurs fois par jour, en très petite quantité chaque fois, et mêlées, comme auparavant, de mucosités sanguinolentes. Il y eut quelques intervalles, pendant lesquels elles furent spontanées; le plus souvent, des lavemens étaient nécessaires.

Au mois de mai dernier (1841), madame Legrand eut une bronchite fébrile, qui la retint quelques jours au lit. Lorsqu'elle se leva, elle eut, pendant plusieurs jours, une selle légèrement liée, mais de peu de longueur, et du volume du petit doigt; et puis, les choses reprirent leur cours ordinaire, déjà décrit ci-dessus. La malade conservait encore assez d'appétit, elle ne changeait pas sensiblement, son teint n'était point altéré; ces douleurs dans le bas-ventre et dans les flancs, ce sentiment d'une *barre*, qui allaient en augmentant, ne l'empêchaient pourtant pas de vaquer à ses occupations. Mais, depuis le commencement de juillet dernier, il n'y a plus eu de garde-robes ; les petites évacuations glaireuses, mêlées de sang, sont elles-mêmes devenues plus rares ; c'est à peine si des lavemens introduits à l'aide de longues canules en gomme élastique, amènent une apparence de matières stercorales délayées ; le ventre est plus météorisé et plus douloureux ; l'appétit se perd. Vers le milieu de juillet, ces symptômes s'aggravent ; la tympanite stercorale se prononce davantage ; la malade est fatiguée de vomissemens fréquens; les douleurs du bas-ventre et des régions iliaques sont plus fortes, et se propagent par tout le ventre. La malade ne prend, depuis quelques jours, aucune espèce d'alimens. Ces graves symptômes s'apaisent au moyen de soins appropriés; quelques évacuations liquides légèrement stercorales, et des vents qui s'échappent en même temps, soulagent la malade. Trois jours de suite du sang noir et fétide est rendu par le rectum, 290 grammes environ le premier jour, 90 grammes le deuxième, et le troisième jour, une quantité inappréciable, et mêlée à des matières muqueuses. Peut-être cet écoulement de sang était-il dû au passage des canules sur les points affectés de l'intestin. La malade reprend quelques légers alimens et les digère bien. Mais cette amélioration ne dure que quelques jours; les évacuations sont de nouveau supprimées; tous les symptômes précédens reparaissent et s'aggravent; le 12 août, la tympanite, les douleurs du ventre, les vomissemens, et, de plus, le hoquet, fatiguent incessamment la malade ; précédemment, elle rendait encore quelques vents par l'anus, maintenant cette excrétion n'est même plus possible.

Le 16 août 1841, je fus appelé auprès de madame Legrand par M. le docteur Meurdefroy. Cet habile praticien avait inutilement essayé d'arrêter les progrès toujours croissans d'une affection du gros intestin reconnue depuis longtemps. Il y avait alors près de six semaines que l'obstacle au cours des matières fécales était survenu, sinon complétement, au moins à un degré assez marqué, car les accidens de la tympanite dataient de cette époque, et depuis, la malade n'avait rendu que des liquides colorés et ayant l'odeur fécale. Le ventre était distendu et le siége de douleurs qui apparaissaient fréquemment sous forme de crises que rien n'avait pu modérer. Les vomissemens et le hoquet étaient presque continuels. Prostration des forces ; pouls petit et fréquent, etc.

D'après les antécédens, dont la rédaction appartient à M. Meurdefroy, il n'y avait pas de doutes possibles sur l'existence d'une affection organique du gros intestin. Mais quel était son siége et sa nature? Je cherchai à m'en assurer en pratiquant le toucher : par le rectum, il me fut impossible de reconnaître autre chose que l'affaissement des parois de cet intestin ; par le vagin, je trouvai que l'utérus était gros et dur, et dans un état de rétroflexion. Enfin, comme moyen de diagnostic, je poussai, avec assez de force, du liquide dans l'intestin. Deux pleines seringues purent être introduites, presque en totalité, et conservées par la malade. Dès lors, j'étais en droit de conclure, et je conclus, en effet, que la maladie était située dans la partie supérieure du gros intestin. Dans cette occurrence et en considérant la gravité des accidens, je vis tout d'abord qu'il n'y avait plus d'autre ressource, sur laquelle on pût fonder quelques espérances, que l'établissement d'un anus artificiel ; mais, avant de recourir à cette opération, je voulus encore employer des douches ascendantes; elles furent difficilement supportées par la malade, qui était très affaiblie, et le liquide sortit tel qu'il était entré, c'est-à-dire, sans entraîner de matières fécales.

Le lendemain, l'état de madame Legrand étant toujours le même, nous proposâmes, M. Meurdefroy et moi, une grande consultation, dans laquelle on discuterait la question du diagnostic, l'opportunité de l'opération et le lieu où elle devrait être pratiquée.

Le 18 août, MM. Bégin, Piorry, Troussel, Lombard (de Liége), Bardin (de Sens), L. Boyer, et Filhos, furent réunis chez la malade. M. Meurdefroy, pour mettre tous les consultans au courant de la maladie pour laquelle on desirait avoir leur avis, commença par communiquer la note des antécédens qu'il avait eu l'obligeance de rédiger. Immédiatement après, M. le docteur Piorry fut invité à pratiquer la plessimétrie. Ce professeur distingué qui emploie ce moyen de diagnostic avec une habileté toute particulière, reconnut qu'il existait de la matité dans la fosse iliaque et dans la région lombaire du côté droit, et que du côté opposé, c'est-à-dire à gauche dans les mêmes régions, il y avait, au contraire, de la sonorité qui commençait à devenir assez manifeste dans les points qu'occupe habituellement le colon transverse ; en d'autres termes, M. Piorry pensa que des matières fécales étaient accumulées dans le commencement du gros intestin, depuis le cœcum jusque vers le colon transverse, et qu'à partir de ce dernier point, l'intestin était dans un état de vacuité, ce que l'on reconnaissait à une sonorité appréciable jusque dans l'S iliaque. Tels furent, à peu près, les résultats fournis par la plessimétrie ; ces résultats s'accordaient assez bien avec l'idée que je m'étais faite du siége de l'obstacle que je n'avais pu découvrir avec le doigt introduit dans le rectum, et ils rendaient aussi raison de la possibilité de faire pénétrer deux lavemens. Quoi qu'il en soit, je cherchai encore à m'assurer de l'état de l'intestin et de la matrice en pratiquant le toucher aussi profondément que possible, et cette fois, plus heureux que je ne l'avais été d'abord, je sentis dans le rectum, à une hauteur à laquelle je ne pouvais atteindre qu'en me poussant fortement le coude, des végétations qui obstruaient cet intestin. Ces végétations nombreuses, et que je cherchai à détruire avec mon doigt, étaient situées au dessus du fond de la matrice dont je parlerai bientôt : elles étaient assez friables et j'en détachai avec l'ongle une portion grosse comme une forte lentille, et que l'on reconnut facilement être de nature cancéreuse.

L'utérus n'était pas à l'état normal, le vagin était ce qu'il est souvent chez une femme de soixante ans, c'est-à-dire plus court qu'il ne l'est à un âge moins avancé, et terminé à sa partie supérieure par une espèce de cul-de sac, ou de cloison, ne permettant qu'avec peine l'introduction du bout du doigt indicateur dans un pertuis central, qu'on pouvait prendre pour l'orifice du col, et s'opposant par là à ce qu'on put toucher ce dernier. Cependant on sentait, à travers les parois du vagin, le col utérin assez volumineux, beaucoup plus surtout qu'on avait droit de s'y attendre, en raison de l'âge. L'exploration, au moyen du toucher rectal, a permis de constater que l'utérus, plus volumineux qu'à l'état normal, était évidemment en rétroversion, ou mieux, en rétroflexion. La partie postérieure de la matrice devenue inférieure, nous a paru bosselée et inégale. La matrice elle-même avait peu de mobilité, et on déterminait de la douleur en cherchant à lui imprimer quelques mouvemens.

MM. Bégin, Meurdefroy, Piorry et Troussel, vérifièrent ce que je venais de constater par le toucher et alors, le diagnostic étant bien établi, il y eût unanimité sur la nécessité de pratiquer promptement un anus artificiel pour essayer de remédier aux accidens d'étranglement. Quelques uns des consultans, soupçonnèrent la présence d'un second rétrécissement placé à droite vers le colon transverse; cet obstacle s'il existait réellement, rendait compte, suivant eux, de la sonorité qui existait dans la partie inférieure du gros intestin seulement, et de la possibilité d'introduire deux lavemens; mais, comme l'a trés bien soutenu et discuté M. le docteur Troussel, la lésion organique appréciable au toucher, pouvait suffire pour expliquer ces deux phénomènes; et d'abord, de ce que deux lavemens entiers étaient incomplètement introduits, après avoir toutefois employé une certaine force pour les faire pénétrer et avec la précaution prise de serrer fortement l'anus sur la canule, fallait-il en conclure que le liquide était parvenu à une certaine hauteur? non sans doute, car le toucher pratiqué immédiatement après que ces injections venaient d'être faites, nous a prouvé à quel point le rectum avait été élargi et dilaté, puisque ses parois touchaient presque celles de la cavité du petit bassin. Cette énorme distension semblait donc indiquer que le rétrécissement offrait beaucoup de résistance.

D'autre part, quant à la matité qui existait à droite et qu'on ne retrouvait pas à gauche, on pouvait aussi l'expliquer, sans recourir à la supposition d'un second obstacle, car il était tout naturel que les matières se soient accumulées à l'état solide ou demi-solide dans le cœcum et dans le colon assendant et que les gaz aient cheminé au-dessus ou mieux au dessous, le cœcum pouvant être considéré comme la partie la plus déclive du gros intestin, à partir de l'intestin grêle. Et puis, le colon, étant probablement plus ou moins malade au-dessus de l'affection organique de la partie supérieure du rectum, cet intestin avait dû perdre une partie de sa contractilité. Par conséquent le mouvement péristaltique qui n'est en définitive que la contraction des parois intestinales, a dû être annulé en partie, et alors les matières ont dû séjourner là où elles sont d'abord arrivées, c'est-à-dire dans le cœcum, sans pouvoir, de droite à gauche, parvenir de proche en proche jusqu'au dessus de la lésion organique du rectum.

En résumé, il fut décidé qu'il fallait pratiquer promptement un anus artificiel *dans la région lombaire droite*, d'abord parce que la matité étant évidente de ce côté, on arriverait nécessairement sur un intestin distendu par des matières fécales et par conséquent au dessus de la cause de l'étranglement, et puis parce que, même sans tenir compte de l'idée émise qu'il existait peut-être une lésion organique autre que celle qui avait été touchée avec le doigt, l'anus artificiel étant établi sur le colon ascendant et assez près du cœcum, se trouverait placé à une assez grande distance de la maladie. En agissant à gauche, on s'exposait d'une part, à tomber sur un intestin vide, et d'autre part à ouvrir un intestin malade déjà par suite de l'extension de l'affection organique du rectum. Telles furent en résumé les raisons qui militèrent en faveur de l'opération pratiquée dans la région lombaire droite. Nous devons dire aussi que l'un des consultans proposa d'essayer de franchir avec des sondes l'obstacle situé dans le rectum, mais, comme les chances de succès étaient très faibles, comparées aux accidens qui pouvaient survenir après l'emploi de ce moyen, nous n'osâmes pas y recourir.

Le lendemain de cette consultation qui avait beaucoup fatigué la malade, nous essayâmes cependant d'introduire du liquide au-dessus de l'obstacle, au moyen d'une sonde placée dans le rectum, mais nous renonçâmes bientôt à ce moyen qui causait des douleurs assez vives ; d'ailleurs nous craignions de faire une fausse route et d'augmenter les accidens ou d'en faire naître de nouveaux qui ne nous permissent plus d'opérer.

Le 20 août, madame Legrand demande avec instance à être délivrée de ses souffrances. Les douleurs abdominales sont devenues plus vives ; les crises sont fréquentes et prolongées ; le pouls est petit et accéléré. Il n'y a pas eu d'autres évacuations que des liquides colorés semblables à ceux rendus depuis plus de six semaines. Nous conseillons à la malade de prendre un grand bain ; mais elle se refuse à employer ce moyen, en nous disant, d'après l'essai qu'elle en a fait il y a quelques jours, qu'elle ne peut pas rester au fond de la baignoire depuis que son ventre est distendu et qu'elle est soulevée comme un balon, au point d'être obligée, pour se tenir en équilibre, de se cramponner avec ses mains aux rebords de la baignoire.

Le 21 août, l'opération, qu'il était impossible de retarder davantage, sans s'exposer à perdre les faibles chances de succès qu'elle offrait encore, fut pratiquée, en présence de MM. Bégin, Meurdefroy, Troussel, Bardin, Lefrançois, Thibault, Deleau, Dubrac, Roy, L. Boyer, Filhos et Le Vaillant.

Comme, dans ce cas, la malade avait continué, depuis le commencement des accidens jusqu'à présent, sauf quelques intervalles, de rendre des gaz et des matières liquides, le ventre n'était pas très développé, et les circonvolutions intestinales ne se dessinaient pas aussi fortement à travers les parois abdominales que chez quelques autres malades que j'avais opérés antérieurement, aussi, Mad. Legrand étant placée sur le lit d'opération, et couchée sur le ventre, je crus devoir injecter du liquide, et même de l'air, par l'anus, afin de distendre, autant que possible, l'intestin que je voulais ouvrir, et favoriser l'opération. D'ailleurs, le flanc droit n'était pas bombé et, la percussion pratiquée aujourd'hui, ne donnait pas la certitude que le colon ascendant fut effectivement très développé.

Ces injections n'augmentèrent pas sensiblement la saillie de l'intestin dans la région lombaire droite, et la matité ne parut pas plus prononcée qu'auparavant.

L'opération pratiquée comme chez la première malade dont nous avons publié l'observation dans ce Mém., Mad. B.., nous présenta cependant quelques difficultés de plus, et auxquelles nous ne nous attendions pas; ainsi, l'épaisseur de la couche graisseuse et des muscles était plus grande; ceux-ci étaient mous, et, avant d'arriver à la couche cellulo-graisseuse, qui recouvre et qui environne le rein et le colon en arrière, je fus obligé de couper à plusieurs reprises, et en travers les muscles qui s'opposaient à l'écartement de la plaie. Plusieurs artères furent tordues. Enfin, j'aperçus l'aponévrose du transverse et la couche cellulo-graisseuse, dont je viens de parler, et bientôt, après avoir divisé ces tissus, je mis à découvert un intestin distendu et renitent. Était-ce le colon lombaire?.... Le toucher ne m'indiquait pas d'une manière certaine que ce fut cet intestin; sa forme n'était pas celle qu'il affecte le plus ordinairement; il était, dans ce cas, peu volumineux et arrondi, et j'avoue que, n'ayant pas encore, cette fois, de signes certains pour reconnaître positivement le colon dépourvu de péritoine, j'éprouvai de l'hésitation avant de me décider à percer avec un trois-quart l'intestin qui s'offrait à ma vue. Cependant, après l'avoir fait examiner et toucher par quelques personnes présentes, elles furent, ainsi que moi, convaincues que ce ne pouvait être que le colon. Alors je plongeai un trois-quart très petit dans les parois de cet intestin traversées préalablement d'un fil ciré; il sortit aussitôt par la canule de l'instrument, des gaz et des matières fécales délayées; ensuite, j'agrandis, avec des ciseaux, l'ouverture de l'intestin maintenue au dehors par un ténaculum, qui fut, un instant plus tard, remplacé par trois pinces à torsion servant, en même temps, à tenir l'ouverture largement béante. Il s'écoula une très grande quantité de matières fécales en bouillie délayée, que l'on avait le soin de chasser aussitôt qu'elles sortaient, en injectant de l'eau tiède, afin d'empêcher leur séjour sur la plaie. Dès que les évacuations furent devenues moins abondantes, je fixai l'ouverture intestinale, attirée au dehors autant que possible, à l'angle antérieur de la plaie, par quatre ou cinq points de suture entrecoupée, dont les fils furent noués sur de petits tampons de charpie. Enfin, je réunis, par deux points de suture entortillée, l'angle postérieur de la plaie.

Cette opération, longue et difficile, eu égard aux circonstances que nous venons de relater, a été supportée avec le plus grand courage par notre pauvre malade, qui l'envisageait, avec raison, comme la seule planche de salut qui lui restât. Son pouls ne devint ni plus faible, ni plus fréquent qu'auparavant, et elle se sentit soulagée après les évacuations abondantes qui venaient d'avoir lieu. On la replaça dans son lit, qui avait été préalablement garni de linges et de taffetas ciré, et on lui recommanda de se tenir fortement inclinée sur le côté droit. Des injections furent pratiquées fréquemment dans la plaie, pour empêcher le séjour des matières fécales, et l'anus artificiel fut constamment recouvert de larges cataplasmes de farine de graine de lin.

Le 22, le ventre est affaissé, il est un peu douloureux du côté droit; les évacuations sont toujours abondantes et mêlées de quelques mucosités glaireuses. Le pouls est à 88 pulsations et assez développé. L'aspect de la plaie est satisfaisant. La malade éprouve une difficulté légère pour uriner.

Le 23, la réaction fébrile n'est pas plus forte qu'hier, et la malade est moins abattue; elle a rendu des gaz par l'anus normal, et une grande quantité de matières fécales par l'anus artificiel. La plaie est boursoufflée et rouge. J'enlève les tampons de linge sur lesquels j'avais fait mes sutures entrecoupées; l'une de ces sutures s'était déjà détachée d'elle-même; j'enlève également les sutures entortillées qui avaient été placées à l'angle postérieur de la plaie, parce que des matières séjournaient au dessous, et je place de la charpie entre les bords postérieurs de la plaie, dont le fond est mis ainsi complétement à découvert; enfin, je pratique des injections avec une légère décoction de poudre de tan.

Le 24, malgré de légères douleurs qui se font ressentir dans les fosses iliaques, la malade est calme et se sent soulagée; le ventre est souple et insensible à la pression, excepté dans les points que nous venons d'indiquer. Le pouls est fort et à 80 pulsations. La plaie est largement ouverte et un peu grisâtre; la peau qui l'environne est rouge et douloureuse. Un lavement est donné par l'anus normal; il est rendu aussitôt, et il entraîne des matières fécales et des glaires. L'anus artificiel qui est rétracté dans le fond de la partie antérieure de la plaie à laquelle il a été fixé, livre un passage fréquent à des matières liquides, à des gaz et à des mucosités glaireuses. On continue les injections avec la décoction de tan, ainsi que les cataplasmes.

Le 25 août, érysipèle de la face, attribué à ce que la malade s'est frottée avec un mouchoir imbibé d'eau vinaigrée. Cet érysipèle existe surtout autour des ouvertures; ainsi les paupières, les narines et les lèvres sont presque les seules parties atteintes. Pouls à 80 pulsations. Le ventre est toujours souple, affaissé et insensible à la pression.

Le 26, l'érythème a disparu complètement; il est survenu des coliques assez vives et il est sorti, par l'anus normal ainsi que par l'anus artificiel, des matières fécales liquides et une grande quantité de mucosités glaireuses et rougeâtres. Le pouls est à 92 pulsations. On administre des lavemens avec de l'amidon et 6 gouttes de laudanum. Le ventre, qui est légèrement douloureux à la pression, est recouvert de larges cataplasmes laudanisés.

Le 27, la malade est abattue et pousse des plaintes continuelles; le pouls a perdu de sa force et acquis de la fréquence. Des coliques assez vives, revenant à des intervalles peu éloignés, sont suivies d'évacuations abondantes de matières fécales liquides toujours mêlées de mucosités épaisses et filantes. Des sangsues sont appliquées sur l'abdomen et on insiste sur l'emploi des lavemens et des cataplasmes laudanisés. L'anus artificiel se dessine parfaitement dans le fond de la partie antérieure de la plaie. Les bords de celle-ci, offrent une rougeur érysipélateuse assez prononcée.

A partir de ce jour, les symptômes de l'entérite ont acquis de la gravité, malgré l'emploi de tous les moyens qui auraient dû arrêter la marche de cette affection. Les coliques sont devenus plus vives ; des vomissemens sont survenus ; la malade s'est graduellement affaiblie, et finalement elle a succombé le 31 août, c'est-à dire 10 jours après l'opération.

Du reste, la plaie avait déjà diminué d'étendue ; ses bords étaient un peu érythémateux ; mais elle avait un très bon aspect, des bourgeons charnus vermeils existaient à sa surface, et l'ouverture de l'intestin solidement fixée à l'angle antérieur de la plaie permettait un écoulement facile à des matières fécales ainsi qu'à des mucosités glaireuses. Dans les derniers jours de la vie, il est sorti également par l'anus normal, des matières liquides mêlées de glaires.

Autopsie faite le 1er septembre 1841, 36 heures après la mort, en présence de MM. Meurdefroy, Filhos, Le Vaillant et Guérineau.

État extérieur. — La putréfaction du cadavre est déjà assez prononcée ; elle s'annonce par la teinte verdâtre des tégumens de la poitrine et de la paroi antérieure de l'abdomen. Des vergétures livides se font remarquer à la partie postérieure du tronc et sur les membres inférieurs.

État intérieur. — L'abdomen seul a été ouvert et nos recherches ont spécialement porté sur le canal digestif et sur le système utérin. C'étaient les seuls organes qui dussent nous offrir quelques particularités intéressantes.

Le colon transverse est situé très bas ; il décrit une courbure dont la convexité est placée dans la région hypogastrique. Il n'y a pas de trace de péritonite ; une très petite quantité de sérosité roussâtre est épanchée dans le bassin. Le rein droit est situé un peu plus en avant que de coutume.

La paroi antérieure du rectum présente extérieurement, au dessus du niveau de la matrice, deux ulcérations contiguës, offrant une surface fongueuse, mamelonée ; l'une d'elles est percée d'une ouverture qui communique dans le rectum. En examinant les choses avec attention, il paraît évident que dans cet endroit l'intestin était replié sur lui-même, et que les deux surfaces péritonéales de ce pli avaient contracté une adhérence intime que l'on avait rompue en partie, en détachant ces organes du bassin. La moitié de cette ligne d'adhérence existait encore, et en reformant le pli, il était démontré que cette surface ulcérée qui nous avait frappé tout d'abord, ne se trouvait pas à l'extérieur de l'intestin, du vivant de la malade. Nous reconnûmes en même temps que l'affection cancéreuse avait envahi et désorganisé de dedans en dehors toute l'épaisseur de la paroi intestinale, et que la tunique péritonéale qui existait seule était elle-même menacée d'une destruction prochaine.

A l'intérieur de l'intestin, la partie affectée commençait à deux centimètres au moins au-dessus du sommet de la matrice, vers le point de jonction du rectum avec l's iliaque, et se prolongeait dans une hauteur de 4 centimètres environ. La surface intérieure de l'intestin était recouverte de végétations cancéreuses ; quelques fungosités paraissaient de formation récente ; elles étaient mollasses, sanguinolentes, comme gélatineuses et se détachaient avec une grande facilité des autres tissus morbides. C'étaient des productions de même nature que la malade avait quelquefois rendues dans ses garde-robes. Toutes ces végétations fougueuses avaient d'ailleurs perdu, depuis le moment de la mort, une grande partie de la cohésion et de la résistance qu'elles devaient avoir pendant la vie. Ceci explique la facilité avec laquelle le doigt pénétrait maintenant dans la portion rétrécie de l'intestin.

La partie inférieure du rectum est saine ; quelques tumeurs hémorrhoïdales se font remarquer au voisinage du sphincter.

L'utérus et ses annexes ne présentent aucune espèce d'altération organique. L'on trouve entre le ligament large du côté gauche et la partie correspondante du rectum, plusieurs fausses membranes anciennes et résistantes qui attestent l'existence antérieure d'un travail inflammatoire par suite duquel des adhérences assez lâches s'étaient établies entre toutes les parties voisines.

Il n'y a pas d'indices bien certains d'inflammation dans le gros intestin, si ce n'est au voisinage de l'ouverture artificielle où l'on en voit quelques traces. Les intestins grêles sont enflammés dans plusieurs points ; ces traces d'inflammation sont d'autant plus marquées que l'on approche davantage de l'estomac, qui lui-même en est exempt.

L'ouverture faite au colon lombaire droit se trouve exactement située au milieu de la hauteur de cet intestin, et elle a déjà contracté des adhérentes assez solides avec les bords de la plaie.

Il n'existe point de liquides, ni de fausses membranes dans la cavité péritonéale, et comme nous l'avons déjà dit, aucune trace d'inflammation ne se remarque sur cette membrane séreuse.

Réflexions. — En considérant les antécédens et la marche de la maladie, il était évident que dans ce cas nous avions affaire à une affection du gros intestin, mais quel était son siége? voilà ce que tout d'abord il nous fût impossible de préciser par le toucher et par les autres moyens d'exploration. Dans le doute, et comme la malade pouvait recevoir et conserver deux lavemens, j'ai pensé que l'obstacle était situé dans un point élevé du gros intestin et que par conséquent, je devais, pour lever l'étranglement, pratiquer un anus artificiel dans la région lombaire droite. Mais jusque là, comme on le voit, je me trouvais encore dans une perplexité semblable à celle dans laquelle je m'étais déjà trouvé, puisque je ne découvrais pas le siége de l'obstacle. La percussion qui avait été pratiquée avec beaucoup de soin, n'avait pas démontré qu'il existât une matité comparativement plus grande à droite qu'à gauche, soit en avant soit en arrière des régions lombaires.

Une consultation devenait nécessaire pour discuter le diagnostic et l'opportunité de l'opération qui seule, dans tous les cas, nous paraissait offrir quelques chances de succès. Alors nous avons reconnu positivement le siége de la maladie et la cause de l'étranglement; nous avons trouvé qu'il existait une affection cancéreuse de la partie supérieure du rectum, à une hauteur difficile à atteindre avec le doigt indicateur. La percussion pratiquée par M. Piorry a beaucoup éclairé le diagnostic en nous prouvant que des matières fécales étaient accumulées dans la partie droite du gros intestin, c'est-à-dire dans le cœcum et dans le colon ascendant. La matité dans ces points et la sonorité perçue, à partir du colon transverse jusqu'à la fin du gros intestin, ont donné l'idée à quelques uns des consultans qu'il y avait peut-être, comme je l'ai déjà dit, un obstacle autre que celui que nous avions reconnu par le toucher. Quoiqu'il en soit, il y eut unanimité sur la nécessité d'opérer promptement, car la maladie n'était pas de nature à devoir s'amender, et, par les raisons que nous avons fait connaître dans le cours de l'observation, tous les consultans tombèrent d'accord qu'il fallait établir l'anus artificiel dans la région lombaire droite, sur le colon ascendant.

L'opération qui aurait dû être pratiquée plus tôt, a été retardée parce que d'abord il n'y avait pas *interruption complète* du cours des matières fécales, et parce que la malade a été calme et tranquille pendant les quelques jours qui se sont écoulés après la consultation. Enfin, l'opération a été pratiquée le 21 août. Le colon ascendant que j'ai ouvert était distendu et rempli de matières fécales qui se sont écoulées facilement. La malade a été délivrée des accidens d'étranglement, et pendant quatre jours je conservais encore l'espoir qu'elle résisterait, au moins pour un certain temps, aux progrès d'une affection cancéreuse arrivée à sa dernière période et qui avait nécessité l'établissement d'un anus artificiel ; mais une entérite au développement de laquelle nous n'avons pu nous opposer, est venue aggraver l'état de la malade et détruire le résultat heureux d'une opération qui, faite à une autre époque, aurait peut-être prolongé la vie. Or, dans les cas de cette espèce où la chirurgie arrive trop tardivement, il faudra bien se garder d'attribuer les insuccès à un procédé opératoire qui, appliqué dans de meilleures conditions, dans des cas de cancer de l'intestin, moins avancé que celui au sujet duquel je fais ces réflexions, nous a donné des résultats si satisfaisans, et qui nous dédommagent du chagrin que nous avons éprouvé de la perte de cette malade.

L'autopsie a été pratiquée 36 heures après la mort. Nous avons constaté qu'il n'existait aucune trace de péritonite et que l'affection cancéreuse du rectum ulcérée était ramollie par un travail inflammatoire qui probablement de proche en proche avait envahi la membrane muqueuse des intestins grêles. Par suite de ce ramollissement de la lésion organique survenu dans les derniers jours de la vie, l'obstacle au cours des matières fécales avait presque entièrement disparu et on passait facilement le doigt dans le retrécissement de l'intestin.

Il est évident, je le répète, que dans ce cas nous avions opéré dans les plus mauvaises conditions possibles, c'est-à-dire, dans la dernière période d'une affection dont la nature n'était pas douteuse. Aussi sommes-nous persuadés que l'opération, qui avait fait disparaître les accidens de la tympanite stercorale, n'a pas contribué d'une manière notable à hâter la mort.

Maintenant, pour mettre l'Académie au courant de tout ce que j'ai fait sur ce sujet, je vais donner brièvement la continuation des deux observations que je lui ai communiquées en 1839, et j'ajouterai ensuite la relation d'une autre opération d'anus artificiel que j'ai pratiquée depuis, par le procédé de Littre.

Observ. III. (Suites de la 1re opérat. *voyez* mon 1er Mém. p. 34 et suiv.). — Je dois rappeler à l'Académie que cette première opération a été pratiquée le 2 juin 1839, et que l'anus artificiel a été établi avec succès en ouvrant le colon lombaire gauche sans intéresser le péritoine, sur une femme âgée de 48 ans. Cette opération a été nécessitée par une obstruction complète de la fin de l'*s* illiaque, la constipation datait de 26 jours et il y avait une tympanite stercorale des plus violentes.

L'anus artificiel livrait un passage facile aux matières fécales, et les selles s'étaient presque régularisées complètement par cette voie.

La malade pouvait retenir les matières fécales, excepté lorsqu'elle avait la diarrhée, ce qui n'a eu lieu que dans les derniers temps. Il lui était alors facile de retirer l'appareil qu'elle plaçait sur l'anus artificiel, et d'éviter la malpropreté qu'elle redoutait tant.

L'anus artificiel situé dans le flanc gauche offrait la forme d'une ampoule assez saillante par l'épanouissement de la muqueuse intestinale légèrement renversée en dehors. On introduisait facilement le doigt indicateur dans cette ouverture, et l'on sentait distinctement un éperon résistant qui s'opposait à ce que les matières fécales vinssent tomber dans la partie inférieure du colon. Enfin l'anus artificiel était dans le meilleur état possible, lorsque notre malade a succombé, 5 mois après l'opération, à une péritonite survenue consécutivement aux progrès de l'affection cancéreuse, ayant produit l'oblitération complète de la partie inférieure du canal intestinal.

Autopsie faite le 2 novembre 1839, 24 heures après la mort, par MM. Recque et Le Vaillant

Le ventre était considérablement distendu par des gaz que l'on reconnaissait à la percussion.

L'incision cruciale de la paroi abdominale nous a permis de constater de suite, par la sortie d'un liquide de couleur citrine, mêlé de fausses membranes blanchâtres et assez résistantes, qu'il existait une péritonite. Cette inflammation avait laissé des traces évidentes sur toute l'étendue de la membrane séreuse, car l'intestin grêle, le gros intestin et toute la masse cancéreuse située dans le bassin et dont nous parlerons bientôt, étaient recouverts de fausses membranes plus ou moins résistantes. Nous avons trouvé en outre, dans la partie la plus déclive du bassin, une assez grande quantité de liquide jaunâtre au milieu duquel nageaient des flocons de fausses membranes.

L'épiploon était complétement déjeté à droite. Il formait une masse ovoïde grosse comme les deux poings réunis; cette tumeur était composée de tubercules cancéreux blanchâtres, réunis entre eux par des prolongemens celluleux.

Sur toute la surface pariétale du péritoine, on trouva, çà et là, des tubercules cancéreux semblables à ceux qui existaient dans l'épiploon. Le mésentère était également dans toute son étendue, le siége de productions semblables.

L'estomac était allongé et il avait été tiré à droite par l'épiploon. Il était, du reste, parfaitement sain.

Les intestins grêles étaient presque partout adhérens entre eux par des fausses membranes de nouvelle formation. Trois anses énormes très distendues et offrant une couleur noirâtre livide, étaient superposées aux autres anses intestinales blanchâtres beaucoup moins distendues.

Les gros intestins, parfaitement reconnaissables jusqu'à la fin du colon lombaire gauche, paraissaient avoir conservé leur calibre naturel, à l'exception du colon lombaire droit qui, ayant été comprimé par la masse cancéreuse de l'épiploon, déjetée de ce côté, nous sembla un peu applati.

A partir de l's iliaque, il fut impossible de distinguer le gros intestin. Il existait dans ce point, et jusqu'à quelques pouces au-dessus de l'anus, une masse énorme de tubercules cancéreux au milieu desquels la dernière portion du tube digestif et l'utérus se trouvaient placés et comprimés. Ces tubercules cancéreux, développés sur le péritoine, dans le méso-colon et dans le méso-rectum, avaient, par leur volume toujours croissant, détruit complétement la continuité du canal intestinal.

L'anus artificiel établi dans la région lombaire gauche était situé à un pouce de la dernière fausse côte, ou pour parler plus exactement, à un travers de doigt de cet os. Examiné extérieurement, il ne présentait de particulier que sa forme régulière, arrondie et un renversement léger de la muqueuse intestinale. En arrière et en avant de cette ouverture, on voyait deux cicatrices linéaires avec la trace des deux points de suture entortillée placés au moment de l'opération pour réunir les angles de la plaie.

Examiné du côté de l'abdomen, on voyait que l'anus artificiel avait été pratiqué sur le colon lombaire gauche et que le péritoine n'avait pas été atteint, car on retrouvait sur les parties latérales de l'intestin ouvert et à la partie antérieure les deux replis du péritoine entre lesquels l'anus artificiel avait été établi. Du reste, l'adhérence de l'intestin autour de l'ouverture artificielle était forte et résistante. Un collet très solide, un espèce d'anneau circonscrivait du côté de l'abdomen l'anus artificiel.

Le colon lombaire gauche était dilaté au-dessus de l'anus artificiel et *rétreci* au-dessous. Dans ce point il existait un éperon très marqué, formé par une saillie des tuniques intestinales qui s'opposait au passage des matières fécales vers l'*s* iliaque. Au-dessus de l'anus artificiel, dans le colon, on trouva des matières fécales dures et en boulettes. Au-dessous, au contraire, l'intestin était revenu sur lui-même et ne contenait pas de matières fécales.

Une hernie épiploïque ancienne existait dans l'anneau crural du côté droit.

Observ. IV. (Suites de la 2_e opér. pratiquée le 14 juillet 1839.—*Voy.* mon 1er Mém. p. 52 et suiv.). — Dans cette observation l'anus artificiel a été aussi établi avec succès à gauche, sans ouvrir le péritoine, sur un homme âgé de 62 ans, pour remédier à une obstruction du canal intestinal produite par une affection cancéreuse du rectum.

M. le docteur Cornac, notre collègue, qui a fait, dans le courant du mois d'août 1839, le voyage de Paris à Rouen avec mon malade, a pu s'assurer que sa santé s'était déjà notablement améliorée, et qu'il était très reconnaissant du service qu'on lui avait rendu.

Depuis le mois d'octobre 1839, époque jusqu'à laquelle j'ai donné l'histoire complète de mon second opéré, j'ai reçu fréquemment des détails sur sa santé, qui depuis deux années révolues s'est maintenue dans un état très satisfaisant. L'appétit est bon, les digestions sont régulières et faciles, les forces du malade sont assez grandes pour lui permettre de faire plusieurs fois par jour de longues promenades à pied.

L'affection carcinomateuse du rectum ne paraît pas avoir fait de progrès sensibles, et n'est pas accompagnée de douleurs lancinantes. Mais il existe une chaleur incommode sans pesanteur dans le point malade de l'intestin. Les injections pratiquées du haut en bas, c'est-dire de l'anus artificiel à l'anus naturel, provoquent très souvent la sortie de caillots noirâtres. Le liquide qui sort par l'anus naturel, à la suite de ces injections, n'est jamais mélangé de pus, mais il a une odeur stercorale assez prononcée, et il contient des mucosités filantes. Presque jamais on ne trouve de matières fécales dans les liquides évacués par le rectum.

L'anus artificiel a conservé ses dimensions; la muqueuse s'invagine assez souvent et forme une espèce de prolapsus à la suite des efforts de la défécation. Le calibre des matières moulées qui sortent par cette ouverture, égale le diamètre du petit doigt; quelquefois même, lorsque les matières sont dures, elles ont le volume du doigt médius.

On a cherché à provoquer les selles à des heures à peu près fixes et on est arrivé à ce résultat. Au moyen de lavemens donnés régulièrement, les évacuations par l'anus artificiel, surviennent tous les deux jours, le matin, ou le 3e jour au plus tard. Cette régularité dans les évacuations permet au malade de sortir et de se promener sans inquiétude. Il a même pu aller au spectacle sans avoir la crainte de voir survenir une selle involontaire.

Les préparations ferrugineuses dont il fait usage depuis quelque temps ont beaucoup contribué à augmenter ses forces et à faire disparaître l'œdème des membres inférieurs qui était survenu cet hiver, et qui avait déjà été plusieurs fois observé avant et après l'opération.

En résumé, l'état de notre malade s'est considérablement amélioré depuis plus de deux ans que l'anus artificiel a été établi. Nous espérons que l'affection cancéreuse du rectum qui a déjà ralenti beaucoup sa marche, permettra à notre opéré de jouir encore longtemps des bénéfices de l'opération.

Aujourd'hui 6 septembre, nous avons reçu une lettre écrite par le malade lui-même, et qui confirme tout ce que nous avons dit sur son état.

Obs. V. — *Interruption complète du cours des matières fécales depuis 30 jours, chez une femme âgée de 47 ans; anus artificiel établi par la méthode de Littre, en ouvrant le cæcum vers la fosse iliaque; mort 24 heures après* (1).

Madame Bollman, âgée de 47 ans, grande, et fortement constituée, fut atteinte du choléra, en 1832; depuis cette maladie, elle n'a éprouvé aucun dérangement des fonctions digestives, qui ont continué à s'exécuter d'une manière normale, et aussi bien qu'auparavant.

Le 5 avril 1840, M. le docteur Descroizilles fut appelé auprès de cette femme. Elle était alors affectée d'une constipation opiniâtre, datant de plusieurs jours, et de vomissemens fréquens de matières bilieuses d'un vert tirant sur le noir. Les vomissemens étaient accompagnés de hoquets, de violentes coliques, de contractions spasmodiques très douloureuses de l'estomac, d'une soif ardente et d'un mouvement fébrile, qui cessa dès le lendemain d'une application de sangsues à l'épigastre. M. Descroizilles prescrivit, en outre, des boissons délayantes, des potions calmantes, des cataplasmes laudanisés sur l'abdomen, des lavemens émolliens et laxatifs. Par ces différens moyens, qui furent continués jusqu'au 11 avril, les vomissemens cessèrent, et il y eut une évacuation de quelques parcelles de matières fécales; la malade put prendre un peu de bouillon sans le rejeter. Jusqu'alors, elle n'avait pas vomi de matières stercorales. Quelques jours après, c'est-à-dire, le 17 avril, tous les symptômes qui s'étaient un peu amendés, reparurent avec plus d'intensité à la suite d'un purgatif drastique (huile de croton tiglium), administré sans l'avis de son médecin. Les vomissemens étaient devenus plus fréquens, plus abondans et complétement stercoraux.

Jusqu'au 23 avril, M. le docteur Koreff qui connaissait la malade, lui donna tous les soins qu'exigeait son état, et il introduisit une sonde dans le rectum à une assez grande profondeur. A l'aide de cet instrument, on poussait fréquemment des injections émollientes, qui soulageaient la malade, sans toutefois produire d'évacuation.

(1) Cette observation a été déjà publiée en partie dans l'ouvrage de MM. Bourgery et Jacob, t. 7, p. 32, et plus complétement dans la Thèse de M. le docteur Pinte, soutenue à la Faculté de Paris, le 7 juin 1841. Il a donné une très bonne analyse du fait, et il l'a défendu avec une fermeté qui prouve son savoir et qui honore son caractère.

Le 5 mai, après quelques rémissions passagères, tous les symptômes s'étaient aggravés; la malade très affaiblie, mais sans fièvre, pria M. Descroizilles d'introduire la sonde et de lui faire des injections émollientes, qui lui avaient jusqu'alors procuré un peu de soulagement. M. Descroizilles dit avoir fait pénétrer une sonde assez grosse, à extrémité mousse, jusqu'à 22 ou 24 pouces de hauteur, sans rencontrer d'obstacle; mais il était impossible *d'aller au delà*; et, lorsqu'on forçait un peu, la malade accusait aussitôt une douleur assez vive. Les injections poussées dans la sonde, *jusqu'à concurrence de deux ou trois pleines seringues*, séjournaient plus ou moins longtemps. Quelquefois, elles retombaient comme par regorgement; d'autres fois, elles restaient dans l'intestin après le retrait de la sonde.

Le 6 mai, je vis madame Bollman pour la première fois, avec M. le docteur Cazalis; elle vomissait des matières fécales depuis 15 ou 30 jours. Le ventre était très balonné, et, à travers ses parois amincies, on voyait des anses intestinales énormément distendues. Le pouls était petit, et en rapport avec l'affaiblissement extrême de la malade. Le toucher par le vagin et par le rectum, ne m'apprit rien sur la cause de l'étranglement; je pensai seulement que l'obstacle au cours des matières fécales et des gaz devait être assez élevé, puisque deux et même trois lavemens pouvaient être conservés.

Le lendemain, 7 mai, à 7 heures du matin, MM. Magendie, Koreff, Descroizilles, Cazalis, etc., furent réunis en consultation.

Après avoir examiné attentivement la malade, et cherché dans les antécédens quelle pouvait être la cause des accidens, nous avons posé les questions suivantes.

1° Y a-t-il un étranglement?

2° Où est-il?

3° De quelle nature est-il?

4° Que faut-il faire?

Y a-t-il un étranglement?...

Il y a un étranglement, puisque la malade vomit des matières fécales et ne rend rien par l'anus, pas même des gaz.

Où est l'étranglement? Il est fort difficile de répondre à cette question, rien n'indique le point où est l'obstacle au cours des matières fécales. Cependant, il est évident qu'une grande portion du gros intestin doit être libre, puisque la malade peut conserver deux et même trois lavemens; une sonde æsophagienne semble pénétrer profondément; toutefois, la douleur à l'épigastre pendant les vomissemens, et un peu de matité à droite, me portent à penser que peut-être l'obstacle est dans le colon transverse. M Magendie, en examinant les matières vomies, pense qu'elles viennent du gros intestin ou d'un point très rapproché de cette portion du tube digestif, à cause de leur odeur et de leur aspect fécal. Enfin, tout nous porte à soupçonner que l'obstacle est dans le gros intestin ou très près de la fin de l'intestin grêle.

Quelle est la nature de l'obstacle? Il est plus difficile encore de répondre à cette question. D'abord il n'y a point de hernie, point de tumeur; rien enfin qui puisse indiquer la nature de l'étranglement. Les antécédens ne fournissent aucun renseignement. Nous restons donc dans le doute le plus complet sur ce point important.

Que faire?

Évidemment, il faut ouvrir une nouvelle voie aux matières fécales puisque le tube digestif est complètement obstrué. Dans le doute, ma première idée a été d'opérer dans la région lombaire droite, par mon procédé, et de prolonger mon incision en avant, car dans le cas où le colon eût été vide, j'aurais fait l'opération de Littre sur l'intestin grêle après avoir été à la recherche de l'obstacle en commençant par la fin de l'intestin pour avoir un point de départ certain. Enfin j'ai eu l'idée d'attaquer l'intestin grêle par le rectum, comme on le verra bientôt.

En résumé, comme rien n'indiquait que l'obstacle existait dans le gros intestin, je proposai de pratiquer, dans la région iliaque droite, une incision assez étendue pour mettre à découvert le cœcum, que j'ouvrirais s'il était distendu, ou, dans le cas contraire, c'est-à-dire si cet intestin était vide, pour dérouler par cette incision la masse des intestins grêles, afin d'y rechercher et d'en extraire, s'il était possible, la cause de l'étranglement. En agissant ainsi, on devait très probablement finir par la rencontrer. Cette proposition ayant été discutée, elle fut approuvée à l'unanimité.

Immédiatement après cette consultation, j'administrai moi-même des douches ascendantes d'eau et d'air ; mais elles furent difficilement supportées par la malade, et nous n'obtînmes aucune évacuation de gaz ni de matières fécales.

Dans la soirée, les mêmes moyens furent de nouveau employés, mais toujours sans résultat.

Il ne restait donc plus, comme dernière ressource, que l'établissement d'un anus artificiel, et je me préparai à pratiquer cette opération, en faisant de nouvelles études sur le cadavre.

Le 8 mai 1840, à 7 heures du matin, en présence de MM. Magendie, Cazalis, Filhos, Levaillant et quelques autres médecins, j'ai fait à l'Hôtel-Dieu sur le cadavre d'une jeune femme, morte la veille, l'essai des deux opérations que j'avais projetées.

Pour la première, j'ai pratiqué la méthode de Littre sur le cœcum, afin de nous assurer de la possibilité de trouver la fin de l'intestin grêle et d'aller à la recherche de la portion étranglée. Nous avons dévidé et réduit l'intestin au fur et à mesure de l'examen de chaque anse intestinale ; le dévidement a été plus facile et plus prompt que nous ne l'avions supposé.

Pour la seconde opération qui consistait à ouvrir la cloison recto-vaginale en haut, à aller à la recherche de l'étranglement et à établir un anus artificiel par cette ouverture, le cadavre de la femme étant placé comme pour l'opération de la taille, j'ai d'abord incisé largement l'anus en arrière sur le côté du coccyx ; en plaçant mon doigt dans le vagin j'ai facilement amené en vue la paroi antérieure du rectum que j'ai pincée et tenue avec une pince à torsion, faute de pinces de Museux ; après m'être assuré que j'étais au-dessus du cul-de-sac du péritoine, formant la cloison recto-vaginale, j'ai incisé la paroi antérieure du rectum en travers, puis j'ai perforé le péritoine ; il est sorti de la sérosité jaunâtre et des fausses membranes. Avec le doigt indicateur droit, j'ai relevé l'utérus et j'ai été chercher une anse d'intestin que j'ai amenée facilement dans le rectum. Je l'ai ouverte en long sur sa convexité, et avec trois pinces à torsion j'ai fixé solidement les bords de l'ouverture de l'intestin grêle à l'ouverture de la paroi antérieure du rectum. Après avoir ouvert l'abdomen, nous avons constaté que l'opération avait parfaitement réussi; l'utérus était presque placé directement derrière la vessie ; le péritoine de l'intestin grêle était parfaitement en rapport avec celui de la paroi antérieure du rectum; l'ouverture artificielle était bien située à la partie la plus déclive du bassin, car il ne restait pas de liquide ni de fausses membranes dans cette cavité.

Malgré la réussite de cette dernière opération, que je croyais beaucoup plus difficile qu'elle ne l'est effectivement, nous pensâmes néanmoins qu'il fallait renoncer à la pratiquer chez madame Bollman. Quoi qu'il en soit, j'espère que cette idée ne sera pas perdue et qu'on pourra peut-être l'utiliser dans d'autres occasions où elle serait indiquée. Par exemple, dans le cas de Talma, la nature elle-même avait déjà fait tous les frais d'une opération à peu près semblable. Ne pourrait-on pas faire l'ouverture artificielle avec la potasse caustique?

Immédiatement après ces essais sur le cadavre, nous nous rendîmes chez la malade. Alors j'étais beaucoup mieux préparé à agir et à faire tout ce qui serait nécessaire pour remédier à l'état alarmant dans lequel elle se trouvait.

Voici l'état de madame Bollman au moment de notre examen.

Abdomen énormément distendu, gène de la respiration par suite de cette distension, vomissemens presque continuels de matières fécales, pouls petit et très faible; teinte livide bleuâtre de la face, de l'extrémité des doigts et des orteils, face grippée et prostration des forces.

Nous essayames encore des douches ascendantes d'air : la première fut facilement supportée et sortit immédiatement avec bruit. La 2e un peu plus prolongée, ne fut pas rendue, et la malade se plaignit d'étouffement; elle ne rendait rien par le rectum, le ventre nous parut avoir augmenté de volume; Inquiet sur ce qui se passait, je cessai la douche d'air et je fis une douche d'eau. Bientôt je vis et j'entendis avec satisfaction l'eau et l'air sortir avec bruit, et le ventre revint à peu près au volume qu'il avait auparavant.

L'inefficacité de tous ces moyens étant bien démontrée, il n'y avait plus à hésiter, il fallait, sans tarder davantage, pratiquer un anus artificiel ; car il y avait près de trente jours que la malade n'avait rendu ni gaz ni matières fécales, et elle était extrêmement faible.

J'avoue qu'en présence de la nécessité de l'opération, j'étais vivement préoccupé des difficultés que je pouvais rencontrer, puisque jusqu'alors nous n'avions, comme je l'ai déjà dit, constaté aucun signe qui pût fixer notre diagnostic. Je redoutais un étranglement de l'intestin grêle dans le bassin, un volvulus gangrené, ou une adhérence peut-être déjà ancienne des intestins entr'eux ou avec d'autres organes.

Dans la première supposition, j'étais décidé à introduire la main jusque dans le bassin pour chercher à lever l'obstacle. Dans la deuxième, j'avais résolu de faire l'invagination des intestins, par mon procédé, après avoir enlevé la portion gangrénée ; et enfin, dans la 3e supposition, c'est-à-dire dans le cas où les intestins eussent été adhérens, j'aurais établi l'anus artificiel sur l'anse intestinale la plus rapprochée du cœcum.

J'espère que ces réflexions pourront être utiles aux praticiens qui se trouveront en semblable occurrence ; plus tard je développerai ces idées.

L'opération ayant été décidée, elle fut pratiquée le 8 mai 1840, à quatre heures du soir, en présence de MM. Magendie, Moullinié, Koreff, Descroizilles, Cazalis, L. Boyer, Filhos, Tessereau, Puyoo, Séguin, Guérineau, Favelier, Servicen et Le-Vaillant.

Les objets nécessaires à l'opération furent préparés (bistouris convexes droits, courbes et boutonnés, plusieurs pinces à torsion, des ciseaux, des tenaculum, un petit trois-quart, des sondes cannelées, des aiguilles à acupuncture, des aiguilles courbes enfilées de fil ciré, des aiguilles à suture en platine (les objets nécessaires pour faire la suture des intestins), une grande seringue pleine d'eau tiède, etc. ; puis la malade qui était dans un état de prostration extrême, fut placée en face du jour, sur un lit de sangle garni d'oreillers et recouvert d'alèzes.

Une incision oblique, et longue de 4 à 5 pouces, fut pratiquée dans la région iliaque droite, à un pouce environ de la crête de l'os des iles. Elle comprenait, par conséquent, la moitié à peu près de la fosse iliaque. En incisant couche par couche j'arrivai bientôt jusqu'au péritoine que je reconnus distinctement et à travers lequel j'aperçus des anses intestinales très distendues. Deux pinces à torsion furent placées à chaque angle de la plaie afin de la tenir largement ouverte; et le péritoine lui-même ayant été saisi avec une autre pince, une ponction avec le bistouri fut pratiquée à cette membrane. Il s'écoula aussitôt de la sérosité roussâtre. Je pris ensuite un bistouri boutonné et j'agrandis l'ouverture faite au péritoine, afin de pouvoir examiner les intestins placés au-dessous. Bientôt j'aperçus le cœcum ; je le reconnus à ses bandelettes longitudinales très prononcées; et comme cet intestin était énormément distendu, je fus débarrassé d'une pénible angoisse, puisque la cause de la rétention des matières fécales étant placée dans le gros intestin, il devenait inutile de dérouler la masse des intestins grêles comme je le craignais, et il n'y avait autre chose à faire que d'ouvrir le cœcum pour donner issue aux matières fécales. Je repoussai des anses de l'intestin grêle énormément distendues qui étaient placées au dessus et en-dedans du cœcum. Ensuite, pour m'assurer positivement que cet intestin contenait bien des matières fécales, ou plutôt pour diminuer son volume, je pratiquai quelques piqûres avec des aiguilles à acupuncture. Très peu de gaz étant sorti, je crus devoir faire une ponction avec un petit trois-quart. Il sortit par la canule de cet instrument, d'abord des gaz, puis des matières fécales, et le cœcum se trouva un peu moins distendu qu'il ne l'était auparavant. Toutes ces précautions ayant été prises, la canule fut retirée; et dans le point où la ponction avait été faite je plaçai une pince à torsion, qui servit à amener l'intestin au-delà de la plaie faite aux parois abdominales. Ensuite le cœcum fut ouvert largement à l'aide d'un bistouri boutonné. Beaucoup de matières fécales liquides et en boulettes furent évacuées ; je facilitais leur sortie en tenant l'ouverture largement béante à l'aide de trois pinces à torsion, et en pratiquant, avec une seringue remplie d'eau tiède, des injections dans la partie supérieure et dans la partie inférieure de l'intestin ouvert.

Deux cuvettes furent presque totalement remplies de matières fécales. La malade fut-elle soulagée par cette abondante évacuation? Cela est probable ; mais dans l'état où elle se trouvait, ses perceptions étaient très obscures, très faibles, et on ne put pas savoir, au juste, si elle éprouva réellement du soulagement.

J'attendis, pour terminer l'opération, que la plus grande partie des matières fécales fut évacuée ; j'en favorisais la sortie par de légères pressions exercées sur le ventre. Enfin j'attachai solidement aux parois abdominales l'ouverture faite au cœcum à l'aide de plusieurs points de suture entrecoupée. Deux autres points de suture entortillée furent en outre placés, l'un à l'angle inférieur de la plaie et l'autre à l'angle supérieur. Immédiatement après, la malade fut replacée dans son lit que l'on avait eu soin de garnir de linges, et nous lui recommandâmes de se tenir fortement inclinée sur le côté droit, afin de faciliter l'écoulement des matières fécales par l'anus artificiel, et d'éviter en même temps leur épanchement dans la cavité abdominale.

Devions-nous avoir quelque espoir de conserver la vie à la malheureuse femme que nous venions d'opérer dans de si fâcheuses conditions? Oui sans doute, car sans cela nous n'aurions pas pratiqué l'opération ; mais les chances de succès étaient déjà si faibles, avant d'avoir recours à ce moyen extrême, que quelques médecins présens, particulièrement M. Magendie, hésitaient à approuver l'opération au moment où elle allait avoir lieu ; à plus forte raison, dûmes-nous craindre après l'opération que les forces de cette femme, épuisée par trente-trois jours de constipation, ne se relevassent pas. Le froid des extrémités, la couleur livide et terreuse de la peau. l'amaigrissement extrême, le pouls petit et filiforme, tout, en un mot, annonçait que cette malade succomberait probablement malgré cette opération faite trop tard, alors qu'aucune espèce de réaction ne pouvait plus s'établir ; c'est en effet ce qui arriva vingt-quatre heures après, sans qu'il fût survenu de changement notable dans l'état de cette femme. Il est cependant utile de dire que douze heures après l'établissement de l'anus artificiel, les bords de l'ouverture avaient déjà un aspect livide, d'un rouge pourpre, et que nous craignîmes que la gangrène ne survînt, comme cela est arrivé plusieurs fois, chez des malades opérés dans des circonstances semblables.

Autopsie faite 36 heures après la mort, le 11 mai 1840, à 7 heures du matin, en présence de MM. Magendie, Descroizilles, L. Boyer et Levaillant.

Balonnement considérable du ventre; — lividité. espèces d'ecchymoses dans quelques points de la partie abdominale et coloration verdâtre dans d'autres.

Trois incisions sont pratiquées pour examiner la cavité abdominale. La première est verticale; elle part de l'appendice xiphoïde et se termine au pubis. Les deux autres sont horizontales; elles partent de l'ombilic, et se terminent à la partie postérieure du tronc. Aussitôt que l'abdomen est ouvert on s'empresse de dérouler tous les intestins pour arriver de suite sur la cause de la rétention des matières fécales. Mais après avoir examiné rapidement, il est vrai, tout le tube intestinal, on ne trouva pas de rétrécissement, ni de volvulus, rien enfin de ce qu'on cherchait. Je me trompe, l'attention se porta sur une espèce de rétrécissement du colon descendant qui fut bientôt négligé paraissant être, et étant en effet, tout simplement une contraction des parois intestinales.

Le cœcum présentait, à sa surface extérieure, des brides fibreuses, des éraillemens du péritoine qui le tapisse et une surface inégale résultant d'un travail pathologique antérieur. Voilà tout ce que l'on découvrit par un premier aperçu.

Examinant de nouveau le gros intestin, plus attentivement qu'on ne l'avait déjà fait; nous vîmes à l'angle de réunion du colon transverse avec le colon descendant ou lombaire gauche, non loin de la rate et sous les fausses-côtes, un froncement circulaire qui avait échappé dans le premier examen que l'on venait de faire de la masse intestinale. Au-dessus et au-dessous de ce point malade et constituant l'obstacle au cours des matières fécales, (car il y avait évidemment oblitération de la cavité intestinale dans cet endroit), l'intestin s'était replié sur lui-même, et ses deux portions adossées avaient contracté entre elles des adhérences. En détruisant ces adhérences assez solides, qui unissaient ces deux portions du colon, on vit deux ulcérations qui se correspondaient; la supérieure était beaucoup moins prononcée que l'inférieure, et on aperçut un petit corps noirâtre qui faisait une légère saillie au dehors, à travers le travail ulcératif de la partie de l'intestin située au-dessus du rétrécissement. Ce corps, qui paraissait implanté dans ce point, fut aussitôt extrait en entier, et au grand étonnement de tous les assistans, on reconnut que c'était probablement une portion de vertèbre d'oiseau. Ce corps étranger avait-il causé le rétrécissement ou bien s'était-il arrêté là, comme les matières fécales ? c'est ce qu'il est impossible de déterminer.

Pour juger exactement et la forme et l'étendue de l'obstacle, l'intestin fut ouvert au-dessus et au-dessous. Le rétrécissement long d'un centimètre, à peu près, permettait assez facilement l'introduction du doigt, ce qui, après la mort, ne doit pas paraître étonnant, et il était constitué par un tissu squirrheux assez résistant dans quelques points, et mou dans d'autres.

La partie de l'intestin située au-dessus du rétrécissement était très épaisse ; les fibres musculaires se dessinaient fortement et faisaient saillie sous la muqueuse. Au-dessous du rétrécissement, au contraire, l'intestin était mince, sa muqueuse était pâle, et il contenait une matière verdâtre au milieu de laquelle on trouva çà et là de petites portions d'os ou de matière qui y ressemblait.

La vésicule biliaire contenait plusieurs calculs à facettes, gros comme de petites noisettes. L'un de ces calculs était engagé dans le canal cholédoque, qu'il obstruait complètement. La vésicule présentait des colonnes semblables à celles que l'on rencontre dans la vessie des vieillards et d'autres malades qui ont succombé à la suite d'affections des voies urinaires, ayant, pendant la vie, apporté des obstacles à l'émission de l'urine. Ces colonnes étaient formées par la saillie des fibres musculaires.

Le cœcum, qui avait été ouvert, était solidement fixé aux parois de l'abdomen, et dans quelques points il avait déjà contracté de légères adhérences avec les bords de la plaie.

La cavité abdominale ne contenait ni liquides, ni matières fécales.

Le péritoine était un peu injecté du côte droit surtout ; mais il ne présentait pas de fausse membrane, indiquant qu'il eût été le siége d'une inflammation récente.

Réflexions. — Les antécédens ne pouvaient jeter aucun jour sur la cause de l'étranglement ; nous ignorions absolument que la malade eût avalé un petit os et qu'il se fût arrêté dans un point quelconque de l'intestin ; la difficulté des garde-robes avait été graduelle, et les accidens ne s'étaient déclarés que lorsque l'étranglement avait été complet.

Il y a 8 ou 9 ans, elle avait eu le choléra, mais depuis ce

temps, elle n'avait éprouvé aucun symptôme du côté des voies digestives qui pût faire soupçonner que la cause de l'étranglement remontât à cette époque ; point de vomissemens nouveaux, point de douleurs abdominales, point de débacles, ni de selles glaireuses ou sanguinolentes. Mais dès le début, la maladie était bien caractérisée ; c'était un étranglement complet du tube intestinal comme dans les hernies étranglées, seulement avec une marche moins aiguë. C'était évidemment, comme nous l'avions supposé ; mais rien ne pouvait nous indiquer positivement le point précis où était le rétrécissement. Il n'y avait point de douleurs locales excepté à l'épigastre, et il était impossible en palpant le ventre, de savoir s'il existait quelque tumeur, car les intestins étaient trop distendus. Le seul signe de quelque valeur que nous ayons constaté, c'était un peu de matité à droite.

Les préparatifs de l'opération donnent la mesure de mes perplexités, et les essais que j'ai faits sur le cadavre, prouvent combien je redoutais les difficultés d'une pareille opération. Ouvrir le ventre sans savoir positivement où était l'obstacle au cours des matières fécales....

Avant l'opération nous étions dans l'impossibilité de dire où était l'étranglement ; par conséquent, je n'osai pas persister dans ma première idée, c'est-à-dire d'opérer en arrière sur le colon lombaire droit.

L'opération a été des plus simples et des plus faciles, parce que nos prévisions ont été justifiées, c'est-à-dire que l'obstacle n'était pas dans le petit intestin. Les vomissemens ont cessé immédiatement après, et ils n'ont plus reparu.

Le pourtour de la plaie s'est boursoufflé et elle a présenté tous les caractères d'une gangrène commençante, comme sur plusieurs malades opérés par la méthode de Littre.

La mort a eu lieu 24 heures après l'opération, et tous les assistans sont d'avis que l'opération a très peu hâté la fin de cette malade.

L'autopsie seule nous a fait découvrir que l'étranglement avait son siége à la réunion du colon transverse et du colon lombaire gauche, et que c'était un rétrécissement de l'intestin au milieu duquel se trouvait un petit os de poulet, de lapin ou d'oiseau. Est-ce l'os qui a déterminé le rétrécissement? je le pense.

Au-dessous du rétrécissement, les deux bouts opposés de l'intestin étaient adossés et adhérens dans un point où existait une légère ulcération du diamètre d'une pièce de dix sous; l'ulcération était plus avancée sur le bout inférieur que sur le bout supérieur, absolument comme sur Talma, c'est-à-dire que la nature avait cherché à établir une nouvelle voie. Comment se fait-il que les douches d'eau, et surtout les douches d'air, n'aient pas produit la rupture de la portion malade, et par suite un épanchement dans le ventre?

Pourquoi ne s'est-on pas décidé à opérer plus tôt? L'incertitude de la cause de l'étranglement et les exemples de volvulus terminés heureusement ont été causes de ce retard.

Pourquoi l'opération n'a-t-elle pas été faite en arrière du colon lombaire droit? C'est parce que je manquais de signes certains pour établir que le colon était distendu de ce côté. L'obstacle pouvait exister au commencement du gros intestin ou à la valvule ileo-cœcale, ou sur un intestin grêle dans le bassin, c'est ce qui m'a décidé à opérer en avant du cœcum.

Enfin, à quelle époque aurait-il fallu opérer? Il est fort difficile de répondre à cette question.

Il est évident maintenant qu'il fallait opérer plutôt, et, ouvrir le colon lombaire droit en arrière par mon procédé, car on peut dire, avec assurance, que, très probablement, l'opération aurait réussi, comme sur mes deux premiers malades.

Le travail d'ulcération autour de l'os se serait arrêté, je le pense, n'étant plus sollicité par la contraction de l'intestin, et la malade aurait pu vivre très longtemps avec un anus artificiel.

En pareille occasion, le point essentiel c'est de chercher à établir le siége de l'étranglement. Mais malgré tous les efforts que nous avons faits dans ce cas, il nous a été impossible de le trouver; remarquons d'abord que le volume du ventre et la situation du rétrécissement sous les fausses côtes, ne nous permettaient pas de découvrir l'obstacle, qui, du reste, n'offrait point de volume et peu de dureté; d'ailleurs, le ventre étant ouvert, il nous a été difficile de le trouver. La matité à droite pouvait seule nous éclairer. Il importe donc de palper le ventre avec beaucoup d'attention, dès le principe, et, d'explorer comparativement les régions lombaires en arrière, soit par le simple examen, soit en percutant, soit en relevant les intestins grêles, pour les éloigner des colons lombaires. Il faut aussi essayer le cathétérisme du gros intestin, et apprécier, avec soin, la quantité de liquide injecté et rendu. Enfin, il faut insister, par tous les moyens possibles, pour tâcher d'arriver à opérer en arrière sur les colons lombaires.

Je me suis arrêté, avec intention, sur tout ce qui se rattache à ce fait important, parce que j'espère qu'il sera utile aux chirurgiens qui le méditeront. Il importe de dire aussi que, dans des cas analogues, on peut rencontrer d'autres genres d'obstacles et des difficultés plus grandes encore que celles que j'ai rencontrées jusqu'à présent.

Il serait bien à desirer qu'on pût trouver des caractères distinctifs des diverses espèces d'étranglemens pour guider les praticiens; car nous manquons absolument de données sur ce sujet; c'est une lacune dans la science, qui nous paraît fort difficile à combler.

RÉSUMÉ.

Dans mon premier Mémoire, j'ai fait le parallèle de mes deux premières observations; elles se prêtaient à de grands rapprochemens. Les deux dernières opérations pratiquées par le même procédé, mais dans la région lombaire droite (la 3e et la 4e), se prêtent aussi à des comparaisons intéressantes, et qui feront ressortir les points principaux qui caractérisent chaque fait particulier.

Dans ces deux derniers faits, il y avait 10 jours et plus que l'interruption du cours des matières fécales avait lieu, lorsque j'ai été appelé.

Chez la 3e malade, où la 1re de ce Mémoire, et chez la 4e, il y avait des vomissemens, mais sans matières fécales.

Pour la 3e, il était impossible de dire positivement où était le siége de l'étranglement. Un seul lavement pouvait être introduit.

Pour la 4e, on savait que l'obstacle existait à la partie supérieure du rectum, et cependant la malade pouvait recevoir deux lavemens.

Enfin, dans la 5e observation, on voit qu'il y avait occlusion complète du tube digestif depuis près de trente jours; qu'il y avait des vomissemens de matières fécales; qu'il a été impossible de reconnaître la cause et le siége de l'étranglement, et qu'enfin la malade pouvait recevoir et conserver trois lavemens.

Ces cinq observations résument déjà presque toutes les difficultés qui peuvent se rencontrer pour les obstructions des gros intestins. En effet, pour la première opération que j'ai pratiquée dans la région lombaire gauche, on savait que l'obstacle était situé à la partie supérieure du rectum; on a donc opéré sûrement à gauche, c'est-à-dire, au dessus de l'étranglement. Pour la 2e, on était encore mieux fixé sur le siége et la nature de la maladie; mais l'intestin était vide au dessus, c'est ce qui a rendu l'opération plus difficile. En pareil cas, des injections d'eau et d'air devraient être faites dans le rectum, afin de distendre l'intestin, et d'agrandir, par conséquent, l'espace celluleux pour éviter plus sûrement d'ouvrir le péritoine, comme je l'ai fait récemment dans la 4e. Pour la 3e, on voit que le diagnostic a été tout à fait impossible à établir. Pour la 4e, on était presque aussi bien fixé que pour la 2e; j'ai cependant opéré à droite, quoique j'eusse reconnu que l'obstacle était situé à la partie supérieure du rectum, mais on avait soupçonné qu'un autre obstacle pouvait exister dans le colon transverse.

Enfin pour la 5e opération, le diagnostic n'a pas pu être établi. L'obstacle, comme on l'a vu à l'autopsie, était à gauche à l'angle de réunion du colon transverse avec le colon ascendant. Dans un cas semblable, malgré l'incertitude du siége précis de l'étranglement, j'ouvrirais le colon lombaire droit comme je l'avais déjà proposé pour cette malade et comme je l'ai fait avec un plein succès pour la 3e opérée, madame B...

Comme on le voit, les difficultés, sous le rapport du diagnostic et de l'opération, ont été croissantes depuis la 1re jusqu'à la 5e.

La 1re était facile; mais c'était la première que je pratiquais!

La 2e, la 3e et la 5e ont été fort difficiles; la 2e seulement à cause de la vacuité de l'intestin. La 3e et la 5e parce qu'il était impossible de savoir où était l'étranglement.

Quant à la 4e, elle a été aussi fort difficile malgré la certitude du diagnostic. La difficulté est donc inhérente à l'opération elle-même; il faut la faire sans autre guide que le tissu cellulaire adipeux du rein et le toucher.

Il est évident qu'il faudrait agir comme dans le 3e et le 4e cas, pour une obstruction du colon transverse, du colon lombaire droit et même du cœcum; et dans ces deux derniers cas on pourrait peut-être extirper une tumeur qui comprimerait l'intestin, si elle était de mauvaise nature.

En réfléchissant de nouveau aux difficultés que j'ai rencontrées, relativement au diagnostic, je trouve que c'était dans le 3e fait et non pas dans le 4e, qu'il était le plus difficile, parce que chez la 3e malade on pouvait donner trois lavemens et qu'on devait supposer qu'ils arrivaient jusqu'à la valvule iléo-cœcale, et par conséquent on devait croire que l'obstacle n'était pas dans le gros intestin.

Relativement au lieu d'élection pour l'opération, on voit donc que j'ai pratiqué deux fois l'ouverture artificielle à gauche et deux fois à droite. Une autre fois, malheureusement, j'ai pratiqué le procédé de Littre sur le cœcum, et comme l'autopsie l'a démontré, j'aurais pu la faire aussi à droite par mon procédé, avec un plein succès peut-être sous tous les rapports.

Maintenant je reviens aux quatre opérations que j'ai pratiquées sans ouvrir le péritoine, malgré l'opposition la plus décidée, le raisonnement et l'expérience de trois succès sur quatre opérations doivent forcer les incrédules à se rendre à l'évidence.

Sans doute mon premier succès pouvait être considéré comme un fait heureux seulement. Le second, tout aussi simple, pouvait à la rigueur être aussi attribué à un hasard heureux; cependant il devait fixer déjà l'attention des chirurgiens et leur donner une grande confiance dans le procédé. Mais il me semble que le 3e doit trancher la question et prouver comparativement la différence des résultats qu'on obtient en ouvrant le péritoine, ou sans l'ouvrir. Or je crois pouvoir dire qu'il n'y a plus de parallèle possible entre le procédé de Littre et celui de Callisen modifié. Et j'ose espérer que c'est une nouvelle opération acquise à la science et qui doit incessamment entrer dans le domaine chirurgical.

Quant au 4e fait consigné dans ce mémoire, je n'hésite pas à dire que, si j'eusse pratiqué l'opération à une époque moins avancée de la maladie, il y aurait eu beaucoup de chances de succès. D'ailleurs, la malade n'a pas succombé par le fait même de l'opération, car à l'autopsie nous n'avons pas trouvé de traces de péritonite, ni d'épanchement dans la cavité abdominale.

J'espère que désormais les praticiens, au lieu de laisser mourir les malades en pareille occurrence; au lieu de dire que la maladie est au dessus des ressources de l'art; au lieu d'abandonner les malades à une mort certaine; au lieu d'éviter de se donner la peine de tenter une opération hardie, j'espère, dis-je, que les chirurgiens ne reculeront plus devant la nécessité d'une pareille opération, puisqu'il est démontré maintenant qu'on peut la pratiquer sans ouvrir le péritoine. Il n'y a donc dans ces cas que le diagnostic du point précis de l'étranglement qui soit fort embarrassant: mais il est déjà bien éclairci, et avec beaucoup d'attention et de soin, en suivant la marche que j'ai tracée, on pourra, j'espère, opérer presque toujours sûrement au delà de l'étranglement.

Avant de terminer ce Mémoire, qu'il me soit permis de dire que j'attache une grande importance à cette innovation chirurgicale, ou mieux à ce perfectionnement du procédé de Callisen, et que je place cette opération au dessus de mes autres travaux sous le rapport de leur utilité réelle.

Ainsi, avant la lithotripsie (1), on avait la taille, et on pou-

(1) Pour la lithotripsie, c'est bien incontestablement à mes travaux qu'elle est due; un autre l'a appliquée le premier, il est vrai; mais il ne s'est pas contenté de cet avantage, il a cherché par tous les moyens possibles à s'en approprier la découverte; mais il s'est trompé lui-même, car la puissance de la vérité lui a arraché un aveu bien précieux pour rétablir mes droits. M. Civiale a dit, dans son ouvrage sur la lithotripsie, 1826, p. 8 de la préface : « De longues recherches d'anatomie chirurgicale m'ont conduit à la découverte de la lithotripsie!! » Or, personne ne connaît ces travaux, et lui-même serait fort embarrassé de les montrer; car il a dit, en 1823, dans une brochure sur la rétention d'urine, p. 16 : « Il serait oiseux de faire ici l'histoire et la description des bougies; elles sont généralement trop connues pour que je doive m'y arrêter; il en est de même du *canal* dans lequel on doit les introduire. *Aussi le passerai-je sous silence*, en renvoyant aux ouvrages de Winslow, etc.»

Enfin, dans sa lettre à M. Dekern, p. 7, M. Civiale dit : « Les recherches de cet anatomiste (Amussat) sur la structure de l'urèthre, n'ont contribué en rien au succès de la lithotripsie.»

M. Boyer dit : « M. Amussat fut conduit, par ses recherches anatomiques sur l'urèthre, à s'assurer que l'on peut introduire, par ce canal, dans la vessie de l'homme, une sonde tout à fait droite (et *le premier brise-pierres droit*) sans faire subir aucune violence aux parties....... On peut même ajouter qu'il a conçu l'idée de cette opération *d'après ses recherches sur la direction et la structure de l'urèthre*... (p. 545) Si M. Amussat n'avait pas annoncé la possibilité d'introduire une sonde droite par l'urèthre dans la vessie de l'homme, *on aurait probablement renoncé au projet de détruire la pierre dans la vessie par des moyens mécaniques*, en sorte que nous aurions été privés, sinon pour toujours, au moins pour longtemps des bienfaits de la lithotripsie.» Et tous les hommes impartiaux, au courant des progrès de la science, disent et répètent ce qui a été établi par Boyer; il est donc évident que la lithotripsie est le résultat de mes études d'anatomie chirurgicale, de même que la possibilité d'établir un anus artificiel sans ouvrir le péritoine.

vait vivre avec la pierre, péniblement, sans doute, mais enfin on pouvait vivre, tandis qu'on ne le peut avec une obstruction complète du tube digestif.

Avant la torsion des vaisseaux, on avait la ligature; mais je dois dire cependant qu'avec la torsion des artères, seul et sans aide, on peut sauver la vie des blessés, dans des cas où on ne peut faire la ligature, et bientôt, j'espère, la torsion sera substituée à la ligature. Je ne parlerai pas de mes autres travaux.

Mais pour l'établissement d'un anus artificiel, dans des cas désespérés, il est évident qu'on n'avait que l'opération de Littre; or, cette opération est si grave et si chanceuse qu'on y avait rarement recours. Au reste, pour établir la gravité comparative des deux opérations de Littre et de Callisen modifiées, ne pourrait-on pas dire que la première est à la deuxième ce que la taille est à la lithotripsie. Ainsi, les étranglemens internes du gros intestin qu'on croyait naguère au dessus des ressources de l'art, seraient désormais moins redoutables, même, que les hernies étranglées. Un anus artificiel laisse, il est vrai, une infirmité grave; mais elle est plus supportable qu'on ne le pense généralement, comme on peut s'en convaincre en relisant les observations de mes opérés.

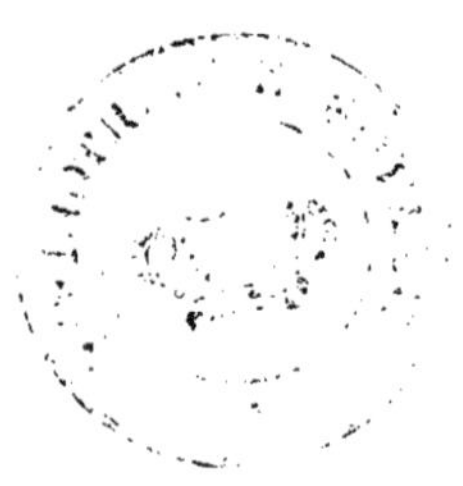

Imprimerie de P. Baudouin, 38, rue des Boucheries-St-Germ.

www.ingramcontent.com/pod-product-compliance
Ingram Content Group UK Ltd.
Pitfield, Milton Keynes, MK11 3LW, UK
UKHW022133260726
13993UKWH00003B/1419